大学生におけるうつ病の
二次予防に関する
臨床心理学研究

川本静香 Shizuka Kawamoto

ナカニシヤ出版

まえがき

　「うつ病はこころの風邪」というキャッチコピーをお聞きになったことがあるだろうか。このキャッチコピーは，うつ病は風邪のように誰でもかかる精神疾患であり，早く病院を受診することが重要ということを広める意味で，用いられた。今日はいくつかの批判により，以前ほど使われなくなったように見受けられる。その批判のひとつは，「うつ病は風邪のように簡単に治りはしない」「うつ病の苦しみは，当事者にとって生命に関わる程のものであり，それを風邪と同じようには表せない」というものである（もちろん，風邪でも命に関わる程の重度のものはある）。

　一方で，「誰でもかかる可能性がある」というのは事実である。日本では，2014年にうつ病を含む気分障害の患者数が100万人を超えた。川上（2007）の報告では，生涯で13～15人に1人がうつ病に罹患することが明らかになっている。つまりうつ病は，誰でもかかる可能性がある身近なものでありながら，一度罹患するとその苦しみが長く続き，最悪の場合は自殺という悲しい結末を招く恐れがある，非常に重大な疾患なのである。

　うつ病は，以前は大人の精神疾患と思われていたが，実際は若者の間でもよく見られる疾患である。そして，その一端が，若者の自殺の問題に影響を及ぼしている。平成30年版の自殺対策白書では，日本では15～39歳の死因の第一位が自殺であったことが報告された。先進国の中で，若者の死因の第一位が自殺となるのは日本だけである。このことを踏まえると，自殺予防，そしてうつ病予防を若者に対して実施していくことが重要であることは，論をまたない。問題は，若者のうつ病を予防するためのアプローチを下支えする知見が不十分な点である。

　本書は，このような背景と問題意識から，若者の自殺・うつ病予防について，

検討することを目的とした。具体的には，二次予防（早期発見・早期受診）の方略を用いて，コミュニティにおける予防実践を行うことを想定し，その中で生じうる課題をひとつひとつ解決することを目指した。また，対象は若者の中でも，特にうつ病を発症しやすいと言われている大学生とした。大学生におけるうつ病の二次予防については，近年，いくつかの大学で保健管理センターや学生相談室による，うつ病のスクリーニング・テストと，呼び出し面接による二次予防が展開されている。大学というコミュニティの中で，二次予防を実践することにより，うつ病の発症を抑え，より良い大学生活の支援が可能になる。ただし，呼び出し面接の対象となるような，うつ病のリスクのある学生の3割弱が面接に応じない（三宅・岡本，2015）という問題もあり，現状の取り組みのままでは，一人でうつ病の苦しみを抱え，誰にも相談できずに，自殺に追い込まれてしまうケースを支援できないという問題がある。

　本書では，こうした現状の問題を踏まえ，二次予防における「早期発見」と「早期受診」の2つの側面から，現状の課題を整理し，二次予防における臨床実践の場で配慮すべき事項や，情報提供のあり方に関する一連の調査研究を実施した。各調査で残された課題も多いが，大学というコミュニティの中でうつ病のスクリーニングをする際の配慮事項と，スクリーニングの精度，受診を促す際の情報提供の方法について，具体的な提案ができたものと思う。本書が，実際の大学におけるうつ病の二次予防の実践において，また，大学生の支援の一助になればと願っている。

＊本書は，2016年度に立命館大学大学院文学研究科に提出した博士論文『大学生におけるうつ病の二次予防に関する臨床心理学研究』に大幅に加筆・修正を加えたものである。

目　次

まえがき　i

第1章　背景と目的　…………………………………………　1

1　大学生におけるうつ病予防研究の必要性　1
［1］身近な精神疾患としてのうつ病　1
［2］うつ病と自殺　4
［3］大学生のうつ病に関わる問題　6
［4］大学生に対するうつ病予防の必要性　7

2　大学生に対するうつ病予防研究の概観　10
［1］予防とは　10
［2］大学生に対するうつ病の一次予防研究の概観　13
［3］大学生に対するうつ病の二次予防研究の概観　17
［4］二次予防研究の必要性　24

3　大学生に対するうつ病の二次予防の実践を捉える理論的枠組み　25
［1］心理学における予防─個への支援からコミュニティへの支援の転換　25
［2］コミュニティを対象としたアプローチ　27
［3］臨床心理学的コミュニティ・アプローチとコミュニティ心理学的臨床実践　27
［4］大学生に対するうつ病の二次予防を目的とした臨床心理学的地域援助　30

4　大学生に対するうつ病の二次予防実践に関わる課題の解決に向けて　34
［1］二次予防を実践する際に留意すべき課題　34

　　　　　［2］スクリーニング・テストの精度と倫理的配慮に関する課題
　　　　　　　34
　　　　　［3］受診の意思決定に資する情報提供のあり方に関する課題
　　　　　　　42
　　　　　［4］本書の目的と各章の構成　44

第2章　大学生のうつ病における受診意欲を妨げる要因に関する研究　51

　　1　問題と目的　51
　　2　方　　法　52
　　　　　［1］対象者と調査手続き　52
　　　　　［2］質問紙の構成　52
　　3　結　　果　52
　　　　　［1］受診意欲の性差　52
　　　　　［2］テキストマイニング　53
　　4　考　　察　57
　　　　　［1］受診意欲と性別の関係性　57
　　　　　［2］うつ病の受診意欲を妨げる要因についての探索的検討　57
　　　　　［3］うつ病における精神科・心療内科への受診を促進するための
　　　　　　　モデル検討　60
　　　　　［4］研究の限界と今後の課題　62

第3章　大学生のうつ病アナログ群の特徴：スクリーニングの倫理的問題解決のための試み　63

　　1　問題と目的　63
　　2　方　　法　65
　　　　　［1］対　象　者　65
　　　　　［2］使用尺度　65
　　　　　［3］手　続　き　66
　　　　　［4］統計処理　66
　　3　結　　果　66

　　　　［1］対象者の抑うつ重症度　66
　　　　［2］うつ病アナログ群の抽出　66
　　　　［3］うつ病アナログ群の特徴　69
　　4　考　　察　71
　　　　［1］うつ病アナログ群と非うつ病アナログ群の抽出　71
　　　　［2］症状別からみたうつ病アナログ群と非うつ病アナログ群の
　　　　　　特徴　73
　　　　［3］うつ病アナログ群の位置づけ　75

第4章　大学生における多様なうつのスクリーニングの試み
　　　　　　　　　　　　　　　　　　　　　　　　　　　　77
　　1　大学生の抑うつ状態におけるメランコリー親和型と非メラン
　　　　コリー親和型：SDS を援用したスクリーニングの試み　77
　　　　［1］問題と目的　77
　　　　［2］方　　法　79
　　　　［3］結　　果　79
　　　　［4］考　　察　82
　　2　大学生の抑うつ状態におけるメランコリー親和型と非メラン
　　　　コリー親和型：BDI-II を援用したスクリーニングの試み　84
　　　　［1］問題と目的　84
　　　　［2］方　　法　85
　　　　［3］結　　果　86
　　　　［4］考　　察　96

第5章　うつ病治療における薬物療法に対する大学生のしろうと
　　　　理論：適切な情報提供を目指して　　　　　　　　　101
　　1　問題と目的　101
　　2　方　　法　103
　　　　［1］対象者と調査手続き　103
　　　　［2］質問紙の構成　103
　　3　結　　果　103

4　考　察　105

第6章　総合考察：うつ病のリスクのある大学生に対する臨床心理学的支援の展望　……………………………111

1　各研究によって得られた知見の概観とその意義　111
［1］第2章　大学生のうつ病における受診意欲を妨げる要因に関する研究　111
［2］第3章　大学生のうつ病アナログ群の特徴：スクリーニングの倫理的問題解決のための試み　113
［3］第4章　大学生における多様なうつのスクリーニングの試み　114
［4］第5章　うつ病治療における薬物療法に対する大学生のしろうと理論：適切な情報提供を目指して　115

2　大学内外のコミュニティに対する臨床心理学的地域支援　116
［1］「問題の認識と査定」の促進　117
［2］「援助要請の意思決定」に対する支援　118
［3］スクリーニング・テストにおいてうつ病ハイリスクとみなされなかった者に対する支援　120
［4］臨床心理学的地域実践における可能性　120

3　臨床心理学におけるうつ病予防に関する新たな知見　121
［1］抑うつの正常と異常の判断：心理アセスメントにおける貢献　121
［2］アナログ研究に対する貢献　122

4　課題と今後の展望　124
［1］スクリーニング・テストにおけるカットオフ値と抑うつ状態の類型に対する妥当性　124
［2］大学生に対するうつ病の二次予防実践の効果検証　125
［3］学内外のコミュニティにおけるうつ病予防を目的とした効果的な情報提供のあり方　126
［4］おわりに：個人のライフを支える水平的人間関係の構築　127

あとがき　129
引用文献　131
索　引　147

第1章

背景と目的

1 大学生におけるうつ病予防研究の必要性

[1] 身近な精神疾患としてのうつ病

うつ病は，気分の落ち込みなどの精神症状と，体重変動や睡眠障害，倦怠感，疲労感などの身体症状からなる精神疾患である。日本の患者数は 2000 年以降徐々に増加傾向にあり，2014 年には約 110 万人を超え，今や国民病のひとつといっても過言ではない（厚生労働省，2014）。

うつ病はこれまで，精神医学と心理学を中心として研究や臨床実践が進められてきた。精神医学では，うつ病は疾病単位として扱われ，診断には，アメリカ精神医学会の精神疾患の分類と診断の手引き（Diagnostic and Statistical Manual of Mental Disorders: DSM），あるいは，世界保健機関（World Health Organization: WHO）による国際疾病分類（International Statistical Classification of Diseases and Related Health Problems: ICD）が用いられる。なお「うつ病」という名称はあくまでも通称であり，正式な診断名ではない。現在，臨床現場や研究において用いられている診断名としては，Text Revision of the Diagnostic and Statistical Manual of Mental Disorders, Fourth Edition: DSM-IV-TR では「大うつ病性エピソード」（表 1-1），Diagnostic and Statistical Manual of Mental Disorders, Fifth Edition: DSM-5 では「大うつ病性障害[1]」（表 1-2），International Statistical Classification of Diseases and Related

---

1 DSM-IV-TR（表 1-1）では，大切な人との死別体験による抑うつは除外基準となっていたが，DSM-5 ではその除外基準が廃止された。

表 1-1　DSM-IV-TR における大うつ病性エピソードの診断基準
(American Psychiatric Association, 2000)（筆者による改変）

以下の(1)～(9)の症状のうち5つ（またはそれ以上）が同じ2週間のうちに存在し，病前の機能からの変化を起こしている。これらの症状のうち少なくとも1つは(1)か(2)を含む。

(1)	その人自身の言明か，他者の観察によって示される，ほとんど1日中，ほとんど毎日の抑うつ気分
(2)	ほとんど1日中，ほとんど毎日の，すべて，またはほとんどすべての活動における興味，喜びの著しい減退

　　少なくとも，どちらかが当てはまる

(3)	食事療法をしていないのに，著しい体重減少または体重増加（例：1ヶ月で体重の5％以上の変化），またはほとんど毎日の食欲の減退または増加
(4)	ほとんど毎日の不眠または睡眠過多
(5)	ほとんど毎日の精神運動性の焦燥または制止
(6)	ほとんど毎日の疲労感，または気力の減退
(7)	ほとんど毎日の無価値感，または過剰であるか不適切な罪責感
(8)	思考力や集中力の減退，または決断困難がほとんど毎日認められる
(9)	死についての反復思考，特別な計画はないが反復的な自殺念慮，または自殺企図，または自殺するためのはっきりとした計画

　　個人によって現れ方が違う

Health Problems; 10th Revision: ICD-10 では「うつ病エピソード」となる。
　一方で心理学においては，英語の"depression"が意味する「疾病単位としてのうつ病」，「気分としての"抑うつ気分"」，「抑うつ症状のまとまりとしての"抑うつ症候群"」の3つを内包した「抑うつ」という概念をもとにして，研究と臨床実践が進められてきた（奥村・坂本，2009）。
　抑うつのアセスメントは，DSMやICDといった診断基準をもとに開発された質問紙を用いて行われる「抑うつ症状のアセスメント」と，自由再生法や質問紙を用いて行われる「認知の偏りのアセスメント」に分けられる（丹野，

表 1-2 DSM-5 における大うつ病性障害の診断基準（American Psychiatric Association, 2013）
（筆者による改変）

以下の(1)〜(9)の症状のうち5つ（またはそれ以上）が同じ2週間のうちに存在し、病前の機能からの変化を起こしている。これらの症状のうち少なくとも1つは(1)か(2)を含む。なお、明らかに他の医学的疾患に起因する症状は含まない。

(1)	その人自身の言葉か、他者の観察によって示される、ほとんど1日中、ほとんど毎日の抑うつ気分
(2)	ほとんど1日中、ほとんど毎日の、すべて、またはほとんどすべての活動における興味または喜びの著しい減退（その人の説明、または他者の観察によって示される）

（(1)と(2)について：少なくとも、どちらかが当てはまる）

(3)	食事療法をしていないのに、有意の体重減少、または体重増加（例：1ヶ月で体重の5％以上の変化）、またはほとんど毎日の食欲の減退または増加
(4)	ほとんど毎日の不眠または過眠
(5)	ほとんど毎日の精神運動焦燥または制止
(6)	ほとんど毎日の疲労感、または気力の減退
(7)	ほとんど毎日の無価値感、または過剰であるか不適切な罪責感
(8)	思考力や集中力の減退、または決断困難がほとんど毎日認められる（その人自身の説明による、または他者によって観察される）
(9)	死についての反復思考（死の恐怖だけではない）、特別な計画はないが反復的な自殺念慮、または自殺企図、または自殺するためのはっきりとした計画

（(5)について：他者によって観察可能であること。主観的感覚ではない。）
（(7)について：妄想的であることもある。了解可能な罪悪感ではない。）
（(3)〜(9)について：個人によって現れ方が違う）

2004）が、とりわけ臨床現場では、支援の方向性を検討するケースフォーミュレーションにおいて、当事者の抑うつ症状のアセスメントが重要視されている（Persons & Davidson, 2009）。

さて、うつ病の病態像について DSM-5 の診断基準から概観すると、うつ病は、表 1-2 に示した A 欄の9つの症状の中から5つ以上の症状が、ほぼ1日中、

ほぼ毎日，2週間にわたって存在する。そしてその5つ以上の中には，(1)抑うつ気分もしくは(2)興味または喜びの喪失のどちらかが必ず存在する必要がある。表1-2からも分かるように，うつ病の症状は多種多様であり，その症状の表れ方に個人差がみられるのが，うつ病の特徴でもある。

　日本の地域住民を対象に大規模調査を実施した川上（2007）によれば，生涯有病率（これまでにうつ病を経験した人の割合）は6.7%，12ヶ月有病率（うつ病を過去12ヶ月以内に経験した人の割合）は2.9%と報告されている。川上（2007）は，日本において，20歳以上の成人のうち，15人に1人は生涯の中でうつ病を経験し，35人に1人は過去1年以内にうつ病を経験していると指摘する。このように，うつ病は誰でも罹患する可能性がある，身近な精神疾患である。

[2] うつ病と自殺

　うつ病は，休職や離職など様々な問題を引き起こすが，そのなかでも最も危惧せねばならないものに自殺がある。わが国においては，1998年に自殺者数が3万人を超えて以降，2011年まで3万人を超える高止まり状態となり，大きな社会問題となった。

　自殺は第三者からみれば，ある日突然起こったようにみえることがあるが，その人なりのプロセスを経て起こる事象である（張，2012）。そのプロセスとは，リストラや倒産，借金，離婚，離別，死別，病気，差別やその他の喪失体験，失敗体験などのライフイベントが複数，同時に重なって起きた際に，適切なサポートが不足することによって抑うつ状態が生じ，それがうつ病をはじめとする精神疾患を誘引し自殺へと至る，というものである（図1-1）。また自殺を引き起こす精神疾患は，統合失調症やアルコール依存などの物質関連障害，パーソナリティ障害など多岐にわたるが，なかでも気分障害やうつ病によって引き起こされるものが多いことが指摘されている（Bertolote & Fleischmann, 2002; 赤澤ら，2011）。

　こうした調査結果から，うつ病対策は自殺を予防するために重要であると考えられてきた。わが国では，自殺者数が3万人を超えた1998年以降，自殺予防対策に対する社会的な要請が高まった。そして国をあげてのうつ病対策の射

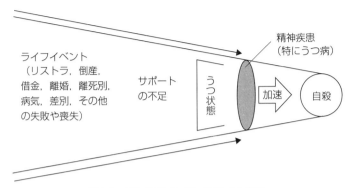

図 1-1 自殺プロセス（張，2012 より抜粋）

程となったのは，1998 年に自殺者数の増加が著しかった働き盛りの中高年の男性であった。

全国各地で様々に取り組まれた，中高年の働き盛りの男性を対象としたうつ病予防対策の中でも有名なものに，静岡県が平成 17 年度から取り組んだ「富士モデル事業」がある。「富士モデル事業」では，50 歳代の働き盛りの世代を対象として睡眠の問題に焦点をあてた普及啓発活動を展開した（内閣府自殺対策推進室，2012）。「富士モデル事業」はその後「睡眠キャンペーン」として全国的に展開し，うつ病の予防普及啓発に貢献している。

その他，自殺予防対策として進められてきたものに，コミュニティにおけるゲートキーパーの養成がある。自殺予防対策におけるゲートキーパーとは，身近な人の自殺の危険性を示すサインに気づき，必要に応じて専門機関へつなぐことが期待される人である。自殺対策大綱においては，自殺対策における 12 の重大施策の中に位置づけられ，行政，学校，地域，職場や病院などの関連機関においてゲートキーパー養成の研修が開かれてきた。こうした活動は，日本だけでなく，WHO をはじめ海外でも広く実施されているものである。

先に述べた「富士モデル事業」や「ゲートキーパー養成」などを始めとする様々な取り組みもあって，わが国の自殺者数は 2015 年には年間約 2 万 5 千人にまで減少した。ただし自殺率が目にみえて減少した世代は，中高年層にとど

まっているのが現状であり，その他の世代，とりわけ20や30歳代の若年層の自殺率については，改善がみられない。こうした現状を受けて，今後，20代や30代に対する自殺対策をさらに進めていく必要があることが指摘されている。

[3] 大学生のうつ病に関わる問題

先に触れたように，若年層における自殺の問題を受けて，若年層に対するうつ病の問題が注目されている。Lewinsohn, Rohde, Seeley & Fischer (1993) の調査結果では，若い年代のうつ病の有病率が上昇していることが報告されている。わが国においては，傳田・賀古・佐々木・伊藤・北川・小山 (2004) が行った調査では，日本の小学生の7.8%，中学生の22.8%が高い抑うつ傾向を示したことが報告されている。また川上 (2007) によると，20歳から34歳のうつ病の有病率は8.8%との報告がある一方で，Kitamura, Fujihara, Iwata, Tomoda, & Kawakami (1999) が大学1年生を対象に行った調査では，うつ病の有病率は23.5%にのぼっている。

このようにうつ病の若年化が問題となっているが，なかでも大学生はうつ病を発症しやすい時期であることが指摘されている (Harrington & Clark, 1998)。厚生労働省 (2002) の調査によれば，うつ病のスクリーニング尺度であるThe Center for Epidemiologic Studies Depression Scale: CES-D (Radloff, 1977) の平均得点を年齢別にみると，高齢者の次に15〜24歳の若年層で高得点となっている。また，大学生の時期に抑うつ症状を経験した者は，後にうつ病として診断されるレベルにまで症状が悪化するケースも少なくないことが指摘されている (Munoz, Mrazek, & Haggerty, 1996)。

大学生におけるうつ病の発症のしやすさについて，青木・松本 (1997) は，大学進学や就職などの環境の変化に対する不安や，アイデンティティ確立の時期であることによる精神的負担を挙げている。また内田 (2011) が国立大学の学生を対象に行った調査によれば，大学生の死因別死亡率において，自殺は高い割合で推移している。先述したように，うつ病は自殺に影響を及ぼす。大学生においてもその他の年代と同様に様々な要因によってうつ病を発症し，それに苦しんでいる学生が少なくないと考えられる。

他方で，近年では大学生を含む若年層において，典型的なうつ病の特徴がみられないうつ病罹患者の症例が報告されるようになった。うつ病の典型としては，Tellenback（1976）がうつ病の内因性概念に基づいて概念を構成した「メランコリー親和型[2]」がある。樽味（2005）によれば，メランコリー親和型は中高年層によく見受けられ，「几帳面で仕事熱心，過剰に規範的で秩序を愛し，他者配慮的である」とし，「本邦のうつ病者の一側面を言い当てていたように思われる」とされ，「几帳面で配慮的であるがゆえに疲弊・消耗してうつ状態に陥る彼らは，一般的には抑制症状とともに強い自責感や罪業感を表明し，ある種の悲哀感を診断者に惹起させることが多い」とされている。一方で，非典型的な特徴を持つうつ病は，樽味・神庭（2005）によって「ディスチミア[3]親和型」として定義された（表 1-3，1-4）。ディスチミア親和型は，樽味・神庭（2005）によれば，青年期に多くみられ，不全感や倦怠，回避，他罰的感情，衝動的な自傷行為を症状的な特徴とした病態像を持つ。薬物治療による効果は限定的であり，薬物治療と休養だけでは経過が慢性化しやすく，治療者からみれば，本人のパーソナリティによるものか，症状によるものかの判別が困難である。なお，ディスチミア親和型うつ病の病態像と類似した傾向があるものとして，笠原（1978）の退却神経症や，広瀬（1977）の逃避型抑うつ，阿部・大塚・永野・加藤・宮本（1995）の未熟型うつ病，松浪・山下（1991）の現代型うつ病（表 1-5）などが報告されている。いずれにしても，うつ病の典型とされてきた病態像との違いにより，アセスメントや支援のあり方が議論となっている。

［4］大学生に対するうつ病予防の必要性

　うつ病に罹患することで社会的機能不全や，仕事における生産性の減少，医

　2　メランコリーとはそもそも「黒胆汁（メランコリア）」の意味で用いられ，古代ギリシャ以来医学用語として用いられてきた。ヒポクラテスの四大体液説では，黒胆汁の過剰な分泌によって，気分や欲動，知的な機能の低下を引き起こすとされた（Shorter, 2005／江口・大前監訳，2016）。

　3　ディスチミアは，そもそもは，雑多な症状の寄せ集めになっていたメランコリーに代わって，悲しみ，恐怖と不安，不信，悪意から成り立つ用語として用いられ，感情の障害として位置づけられたものであった（Shorter, 2005／江口・大前監訳，2016）。

表 1-3 ディスチミア親和型の症候学的特徴（松尾，2009 より抜粋）

主訴	・「やる気がでない」「ストレスで……」といった漠然とした表明が中心。 ・「考えがまとまらない」「物覚えが悪くなった」「仕事ができない」といった抑制に関する訴えは比較的少ない。 ・「人間関係で悩んでいます」といった"状況の訴え"はみられるが，ディスチミア特異的ではないかもしれない。
現症	・表情はそれほど深刻ではない。思路の停滞や悲哀感も強くはない。 ・受付時や待合室での様子，そのほかの立ち居ふるまいに，疲弊・消耗した感じを与えることはそれほどない。 ・しかし，生気にあふれているわけでは決してなく，沈鬱ではないが，元気はない。 ・問えば，様々な抑うつ症状を訴える。
症候	・問診上，うつ病の診断基準は満たされる。憂うつな感じがあり，それが社会機能を低下させる。 ・不全感（うまくいかない）と倦怠（どうでもいい，やる気にならない）が中心で，抑制や焦燥は稀。 ・意欲の低下：「やる気が出ない」と表明される。その「きっかけ」も表明される。しかし，それまでに「やる気」が十分な時期があったかといえば，そういう時期はあまりなく，屈曲点（発症時期）が極めて不分明である。 ・食欲の低下：しばしば存在する。しかし「味がしなくなり，砂を噛むような感じ」というような訴えは少ない。もともと食への執着が薄い。「なんとなく食べていない」 ・睡眠障害：メランコリー親和型と同様に存在する。 ・日内変動：それほど明らかではない。いつもだるい。 ・季節性：認められにくい。また，双極性のエピソードを持つことは極めて稀である。 ・希死念慮：たとえ抑うつが軽度であっても，しばしば表明される。治療的に「死なない約束」を取り付けようとしても確証や手応えを得られにくい。 ・自殺企図：ときに手首自傷，酩酊を味わうような（必ずしも死を前提としない）大量服薬。しかし"死"に関して悩む過程が欠如したまま"軽やかに"完遂しかねないような懸念を治療者に抱かせることもある。
人格 その他	・自己愛人格の問題を意識させることもあるが，人格障害として診断基準を満たすほどの偏りは少ない。回避性人格という範疇からは一般に遠い。シゾイドのような固さもない。 ・境界性人格障害にも合致しないし，周囲を振り回すような派手な行動化もみられない。大量服薬も，別に周囲への当てつけではない。「いらいらするので飲んでしまった」 ・"つるん"として取っかかりのない，執着の少ない，抑うつ。

療費の問題，当事者の心理的な苦しみ等，様々な弊害が生じることが指摘されている（Gillham, Shatté, & Freres, 2000）。特に大学生という時期は，将来の職業選択やアイデンティティの確立において極めて重要な時期であり，この時期にうつ病に罹患することは，大学卒業後の経済的な問題や，社会的な孤立を生む要因になり得る。うつ病に罹患することによって様々な不利益が生じない

表 1-4　ディスチミア親和型うつ病とメランコリー親和型うつ病の対比（樽味，2005 より抜粋）

	ディスチミア親和型	メランコリー親和型
年齢層	青年層	中高年層
関連する気質	スチューデント・アパシー 退却傾向と無気力	執着気質 メランコリー性格
病前性格	自己自身（役割ぬき）への愛着 規範に対して「ストレス」であると抵抗する 秩序への否定的感情と漠然とした万能感 もともと仕事熱心ではない	社会的役割・規範への愛着 規範に対して好意的で同一化 秩序を愛し，配慮的で几帳面 基本的に仕事熱心
症候学的特徴	不全感と倦怠 回避と他罰的感情（他者への避難） 衝動的な自傷の一方で"軽やかな"自殺企図	焦燥と抑制 疲弊と罪業感（申し訳なさの表明） 完遂しかねない"熟慮した"自殺企図
薬物への反応	多くは部分的効果にとどまる（病み終えない）	多くは良好（病み終える）
認知と行動特性	どこまでが「生き方」でどこからが「症状経過」が不分明	疾病による行動変化が明らか
予後と環境変化	休養と服薬のみではしばしば慢性化する 置かれた場・環境の変化で急速に改善することがある	休養と服薬で全般に軽快しやすい 場・環境の変化は両価的である（時に自責的となる）

表 1-5　現代型うつ病の特徴（松浪・山下，1991 より抜粋）

比較的若年の男性に多い

症状が出そろわない発症早期に受診する（不全型）

当惑ないし困惑を訴える

制止が主景であり，身体的不定愁訴を訴えることがある

趣味などの快を求める私的活動領域を持っていることが多い

対他配慮性が少なく，自己中心的に見える

組織への一体感を密かに忌避，罪責感の表明が少ない

几帳面，律儀でなく，インクルデンツを回避している

レマネンツを恐怖している；締め切りに弱い，職場恐怖症的心理を有する

ようにするために，大学生の時期にうつ病の予防対策を進めることは重要なことであると言える。

　少子高齢化時代を迎えた日本においては，今後，大学入学者数の減少が見込まれる。そうした背景から，数が減るであろう大学生を対象とした支援の展望に対して，意味を問われることがあるかもしれない。しかしながら，若者の人口が少なくなっていくからこそ，うつ病の発症リスクが高まる大学生の時期に支援を厚くし，大学を卒業した後のライフ（生命・生活・人生）を支えることで，若者が生きやすくなるためのしくみを整えることが重要ではないだろうか。数の少ない年代への支援を怠れば，それはその年代の生きづらさを増長させ，さらなる少子化の悪化を招きかねない。こうした点を考慮するならば，大学生の時期に，誰でも罹患する可能性のあるうつ病に対する予防的支援の重要性は自明である。

2　大学生に対するうつ病予防研究の概観

　前節では，大学生がうつ病の発症リスクが高まる時期であることに触れ，大学生のうつ病予防の必要性について述べた。本節では，大学生のうつ病予防のために有効な予防方略についての先行研究を整理する。

[1]　予防とは

　大学生のうつ病予防について触れる前に，予防の定義について整理しておきたい。公衆衛生学の基礎を作ったWinslow（1949）は，公衆衛生を「疾病を予防し，寿命を延長し，身体的・精神的な健康と能率の増進を図る科学と技術」（Winslow, 1949）と定義し，公衆衛生において予防の重要性を説いた。

　このWinslow（1949）が基礎を作った公衆衛生における予防の概念を精神医学に適用，発展させたのがCaplan（1964）である。Caplan（1964）は，予防精神医学を一次，二次，三次予防の3つの段階に分け，定義づけた。

　一次予防は「地域社会においてあらゆる型の精神異常の発生を減らす」（Caplan, 1964）ことを目指すものである。Caplan（1964）は，一次予防において，精神疾患の発症リスクを高める「リスク要因」と，発症を低下させる

「保護要因」の2つの要素に着目し，保護要因を高め，リスク要因を減少させる取り組みが重要であると指摘している。

　二次予防については，「一次予防を行ってもなお起こる精神異常のうち多くのものの罹患期間を短縮する」(Caplan, 1964)と定義される。ここでは，まだ症状がはっきりと表に出ていない状態の者や，症状が出始め，疾患の兆候が現われている者が対象であり，罹患期間を短縮するために，早期の診断と治療につなげることを指すものである。Caplan (1964)は「二次予防の目的は，ある一定の地域内での有病率を低下させること」(Caplan, 1964)としており，いかに早期に，かつ適切に罹患者を見つけるかが重要と述べている。したがって，コミュニティの中にいる潜在的な罹患者，例えばうつ病であれば閾値下うつ病の者をいかに見つけ，いかに支援や治療，改善プログラムにつなげるかが課題となる。こうした二次予防の例としてわが国における代表的なものに，高齢者の自殺予防を目的に展開された新潟県松之山町での実践例がある。

　新潟県松之山町は，かねてより高齢者の自殺率が高いことで知られていた。そこで，地域の高齢者の自殺率の低下を目的として，高齢者のうつ病の二次予防が実践された。具体的な取り組みとしては，松之山町に在住する65歳以上の高齢者に対して，うつ病のスクリーニング・テストである Zung Self-rating Depression Scale: SDS (Zung, 1965)を実施し，SDSの合計得点によってうつ病のリスクがあると判別された高齢者と，自殺のリスク要因（過去にうつ病を経験したことがある者や，配偶者と死別したばかりの人，医療機関から退院したばかりの人など）がある高齢者ひとりひとりに対して，精神科医が診断面接を行ったというものである（高橋，2004）。さらに精神科医によってうつ病と診断された高齢者に対しては，地元の診療所の医師による薬物治療と，地域の保健師による個別訪問が実施された。こうした町をあげての大規模かつ長期的な二次予防活動によって，松之山町の高齢者の自殺率は，格段に減少したとされる（高橋，2004）。松之山町のこの取り組みは，今日では地域におけるうつ病の二次予防成功例として位置づけられており，その他の地域でも同様の取り組みが実施されている。

　三次予防は，「精神異常から生ずる障害を軽減する」(Caplan, 1964)ことと定義される。ここでは，疾患からの回復期にある人を対象として，疾患が慢性

化するような要因を特定，減少させることで，疾患の慢性化に伴う日常的な障害を最小限にすること，そして，疾患の再発予防が目的となる。したがって，治療が開始されるのと並行して，社会復帰に向けてのプログラムや再発予防についての取り組みが適宜行われる必要がある。なお，Caplan（1964）は，三次予防について，個々人の問題のみを取り扱うのではなく，個人を取り巻くコミュニティ全体を視野に入れ，コミュニティレベルでどのように個人の機能低下を防ぐことができるか，という点が課題であると指摘している。

精神医学における予防概念については，Caplan（1964）の概念の他にも，予防の対象となる集団ごとの予防的介入モデルが提唱されている。Mrazek & Haggerty（1994）では，予防的介入を，その対象者によって，普遍的介入（Universal intervention），選択的介入（Selective intervention），指示的介入（Indicative intervention）の3つのカテゴリーに整理している。

普遍的介入（Universal intervention）は，地域住民を対象にした介入であり，健康の維持や増進を目的とした活動が中心となる。具体的には，リスクの有無にかかわらずコミュニティに所属している者全員を対象として，パンフレット等による普及啓発活動や心理教育を指す。Caplan（1964）の予防モデルで言えば，一次予防に相当する。ここでの予防介入は，専門家による介入が必ずしも必要ではなく，低コストであり，また介入に際してのリスクが少ない（久田，2007）ため，コミュニティにおいて導入しやすいものであると言える。

選択的介入（Selective intervention）は，地域住民の中でも，ある疾病の発症リスクが高いと考えられる一群を対象とした介入を指す。スクリーニング尺度を実施し，カットオフ値[4]以上の得点となった人々を対象とするものや，生物学的，心理社会的ハイリスク集団（性的マイノリティやホームレスなど）が対象となるため，対象者の動機づけが比較的高いことが特徴である。Caplan（1964）の予防モデルでは二次予防に相当する。小椋（2016）によれば，選択的介入で重要なのは，「介入のもたらす利益・不利益あるいは費用・効果のバ

---

4 カットオフ値とは，スクリーニング検査に用いる尺度に付与されている得点であり，その得点を境目に，被験者の正常（健常）と異常（疾患の疑い）の判別を行うことを目的とする（久田，2007）。ただし，ここでの判断は，あくまでも医師の診断の補助的な位置づけにしかならないことに留意する必要がある。

ランスを良好に保つこと，合理的な指標を選定すること」であるとしている。他方で久田（2007）は，選択的介入には倫理的配慮が必要なケース，つまり，ハイリスク集団として特定することの問題があると指摘している。久田（2007）は，「出生前診断やDNA検査の技術が飛躍的に向上し，遺伝性疾患や染色体異常が容易に発見されるようになったが，診断がついても治療が不可能な疾患も多い。（中略）産む権利や産まない権利，医療情報（例えば検査結果）を知る権利や知らされない権利，医療者の情報開示義務と守秘義務。このような権利や義務が複雑に絡み合う」（久田，2007）と指摘している。こうした倫理的配慮を適切に行っていくための議論を重ねていくことが必要である。

　指示的介入（Indicative intervention）は，スクリーニング検査によってある疾病のリスク要因あるいは発症の傾向がみられる限られた個人を対象とするものを指す。ここでの介入は，うつ病や自殺関連行動，統合失調症などのリスクを持つハイリスク者が対象となる。Caplan（1964）の予防モデルでは二次予防に相当する。久田（2007）は，「指示的介入」は，従来の二次予防と概念的に重なる点が多いとしている。また，先に述べた選択的介入と同様の倫理問題も孕んでいることに留意が必要である。

[2] 大学生に対するうつ病の一次予防研究の概観

　前項では予防の定義について概観してきた。本項では，前項での整理をもとに，大学生のうつ病予防について，これまでの先行研究を概観する。

　先にも述べたように，一次予防は発症を予防することが目的であり，二次予防は疾患を早期に発見し，治療や必要な支援につなげることによって慢性化や重症化を防ぐことが目的である。これに対して三次予防は再発予防，すなわち一度は疾患に罹患し，医療機関での治療が開始されたことで病状が回復あるいは完治した者が，再発することを防ぐことが目的となる。Mrazek & Haggerty（1994）の予防モデルとCaplan（1964）の予防モデルからみると，一次予防，二次予防と三次予防は，位置づけが異なる。加えて一次，二次予防では，医療機関につながる前の者，つまり，健常者もしくは疾患を持っている疑いがある者が対象となるが，その一方で三次予防では，すでに医療機関につながり治療が開始されている者が対象であるため，対象も異なる。

本書では,医療機関につながる前の者を対象とした予防を扱うものであることから,大学生のうつ病予防研究を概観するにあたり,Caplan (1964) の一次予防と二次予防に焦点をあて,それぞれに国内外の先行研究のレビューを行う。大学生のうつ病の一次予防については,海外ですでに多くの研究の蓄積があり,システマティックレビューやメタ分析が実施されている (Christensen, Pallister, Smale, Hickie, & Calear, 2010; Coleny, Durlak & Kirsch, 2015)。Christensen et al. (2010) は,1950年から2008年までに刊行された研究の中で,関連するキーワード(うつ病,予防,青年期,若年,大学等)に該当する研究をPsycINFOとMEDLINEを用いて検索した結果,大学生のうつ病の一次予防研究として,5本の論文を抽出した。5本の研究は,すべてランダム化比較試験 (Randomized Controlled Trial: RCT) によって実施されており,エビデンスレベルの高い介入プログラムであった。実施されていたプログラムの内容としては,5本の論文のうち2本は認知行動療法[5]的アプローチに基づいたプログラムが実施されていた (Braithwaite & Fincham 2007; Cukrowicz & Joiner, 2007)。残り3本の研究はそれぞれ,ストレスマネジメントプログラムによる介入研究 (Johansson, 1991),ヨガによるエクササイズを用いた介入研究 (Kim, Cohen, Oh, & Sok, 2004),キャリア・マネジメントとメンタルヘルス予防についてのプログラムによる介入研究 (Koivisto, Vuori, & Nykyri, 2007) であった。介入によって集団の抑うつの程度が下がった研究は,認知行動療法的アプローチに基づいた介入研究 (Braithwaite & Fincham 2007; Cukrowicz & Joiner, 2007) と,ストレスマネジメントプログラムによる介入研究 (Johansson, 1991),ヨガによるエクササイズを用いた介入研究 (Kim et al., 2004) であった。

Coleny et al. (2015) は,1967年から2012年までに発表された大学生や大学院生を対象にした一次予防研究についてシステマティックレビューを行った結果,介入のストラテジーとしては,認知行動療法的なアプローチを用いている研究が35.9%と最も多く,次いで心理教育が24.3%,リラクゼーションが

---

5 認知行動療法とは,認知行動理論に基づき,不適応を引き起こしている考え方やふるまいを合理的なものに修正し,セルフコントロールを身に付けることで,主体的に健康的な生活を送ることができるよう支援を行う心理療法のひとつである(坂野,2011)。

16.5％であったと報告している。

　以上の2本のシステマティックレビューを受けて，海外では大学生のうつ病の一次予防において，認知行動療法が中心的に実施されており，その効果も確認されていることが明らかとなった。

　一方で日本では，海外のようなシステマティックレビューは筆者が知る限り報告されていないが，大学生を対象としたうつ病についての疾病教育やストレスコーピングなどについての心理教育や，認知行動療法に基づく集団を対象にした心理的介入に関わる研究が行われている。例えば白石（2005）では，認知療法を基にした心理的介入プログラムを実践し，その効果検討を行っている。プログラムは3週間かけて実施され，認知療法で用いられる「活動記録」「満足のいく出来事記録」「活動スケジュール」「非機能的思考記録」「スキーマ・ワーク」が行われる。プログラムを受けた群は受けなかった群に比べ，プログラム後の抑うつの程度が有意に減少し，一次予防としての効果が期待できることが明らかにされている。

　川人・堀・大塚（2010）では，抑うつの発生機序を説明する際に用いられる自己複雑性理論に基づき，自己複雑性に対する介入プログラムを作成し，大学生の集団に対して実践しその効果を検討している。自己複雑性（self-complexity）とは，Linville（1987）によって提唱された自己知識の構造に関する概念であり，①自己知識を構成する自己側面の個数（側面数）と，②それぞれの自己側面の分化の程度（精緻性）の2つの要素によって構成される（義田・中村，2007）。この理論に基づけば，側面数が多く精緻性が進むほど，ストレスによる影響を緩和することが可能であると言える。川人ら（2010）のプログラムは，①心理セミナーと②宿題の2つから構成され，実施期間は1週間であった。実践の結果，課題はいくつか残されたものの，抑うつに対する一定の低減効果があることが明らかにされている。

　また及川・坂本（2007）では，男性よりも女性の方がうつ病の罹患率が高い（川上，2007）ことを受けて，女子大学生を対象として認知行動療法の理論に基づいた心理教育プログラムを開発し実践を行っている。プログラムは心理学関係の授業中に実施され，全7回で構成されている。内容は，「1．どこに目がいくかで気持ちが変わる。『注目点』（認知面）」「2．ネガティブな考え方に

ついて考える。『メリット・デメリット』（認知面）」「3．考え方の幅を広げ，バランスを取る。『客観化・多面的評価』（認知面）」「4．気晴らしについて考えてみる。『気晴らし・ストレス対処』（行動面）」「5．中間まとめ」「6．対人関係は使いよう。『自己開示・自己主張』（対人面）」「7．最終まとめ・二次予防」であった。プログラムの効果として，抑うつ対処についての自己効力感が，プログラム終了後に高まることが明らかになった一方で，抑うつの程度については，有意な減少が認められなかった。

及川・坂本（2008）では，先述の及川・坂本（2007）の介入プログラムに「ガイダンス」と「リラクセーション（身体面）」を加えた全9回のプログラムを構成し，改めて効果検証を行ったが，効果については，及川・坂本（2007）と同様に，抑うつの程度について有意な減少は認められなかった。その後，亀山・及川・坂本（2015）では，及川・坂本（2008）のプログラムに対し，「自己開示・意思表示」の改訂と，「ソーシャル・サポート」の追加を行ったものの，やはり抑うつの程度については有意な減少が認められなかった。

以上，日本の大学生におけるうつ病の一次予防に関する研究を概観してきた。大学生を対象とした一次予防の特徴として，大学の講義を利用したプログラム実践が挙げられる。うつ病のハイリスク者か否かを問わず，多くの大学生が受講する講義を利用することは，プログラムを受講することに対する学生の抵抗感を下げる一助になっているものと考えられる。プログラムの基礎となる理論には，海外と同様に認知行動療法が散見された（白石，2005; 及川・坂本，2007; 及川・坂本，2008; 亀山・及川・坂本，2015）。ただし，海外の結果とは異なり，抑うつ対処における自己効力感を高めることには一定の効果があるものの，抑うつ状態そのものを下げるまでには至らないものも認められた。

以上，日本における大学生のうつ病の一次予防に関する研究は，システマティックレビューがないことからも分かるように，報告数の少なさと，開発されたプログラムの効果が限定的であるなどの課題があることが明らかになった。これには，大学生に対する一次予防の実施の困難さが1つの理由となっていると考えられる。例えば先述した研究の中では，川人ら（2010）のプログラムの実施に必要な期間が1週間であったほか，白石（2005）では3週間，及川・坂本（2007）では週に1回の講義を7回分（(90分／回)×7），及川・坂本

(2008)では週に1回の講義を9回（(90分／回)×9），亀山ら（2015）では週に1回の講義を10回（(90分／回)×10）となっており，プログラムの実施にかなり時間を要するものとなっている。加えてプログラムの多くにホームワークが取り入れられているなど，参加者への負担も少なくない。今後，大学における一次予防の実施が促進されるためには，プログラムの効果が担保されつつも，より簡便に，参加者に負担の少ない形で実施できるような工夫が必要であると考えられる。

[3] 大学生に対するうつ病の二次予防研究の概観

　二次予防は Caplan（1964）が定義するように，コミュニティの中の有病率を下げることを目的として，すでに症状が出ている者やそのリスクがある者を可能な限り早期に見つけ，医療機関につなげるという取り組みである。つまり，うつ病における二次予防は，うつ病のスクリーニング・テストによる「早期発見」と，スクリーニング・テストの結果のフィードバックならびに当事者の自主的な受診意欲に基づく「早期受診」からなる，一連の活動であると言えよう。このような視点から二次予防に関する研究は，スクリーニング・テストによる早期発見と，うつ病の疑いのある当事者による受診行動，これらを組み合わせた実践研究の3つから構成されると考えられる。そこで本項では，二次予防研究をこの3つの観点から概観していく。

　まず，スクリーニング・テストによる大学生のうつ病の発見に関する研究については，欧米における大学生のうつ病の実態調査を行った研究についてシステマティックレビューを行った Ibrahim, Kelly, Adams, & Glazebrook（2013）が詳しい。Ibrahim et al.（2013）では，関連するキーワード（うつ病，うつ状態，大学生，青年期等）に該当する研究を PsycINFO, MEDLINE, Pubmed, BioMed Central を用いて検索した結果，大学生のうつ病，うつ状態についての研究として，24本の論文を抽出した。24本の論文中，すべての論文においてうつ病のスクリーニング尺度が使用されていた。内訳としては，ベック抑うつ質問紙（Beck Depression Inventory: BDI; Beck, Ward, Mendelson, Mock, & Erbaugh, 1961）が1本，BDI-I（Beck, Rush, Shaw, & Emery, 1979）が3本，M-BDI（Schmitt, Beckmann, Dusi, Maes, Schiller, & Schonauer, 2003）が1本，

ベックのうつ病自己評価尺度改訂版（Beck Depression Inventory second edition: BDI-II; Beck, Steer, & Brown, 1996）が7本とBDIのシリーズが12本と最も多く使用されており，次いでCES-D（Radloff, 1977）が4本，PRIME-MD-PHQ 9（Primary Care Evaluation of Mental Disorders-Patient Health Questionnaire 9: PHQ-9; Spitzer, Kroenke, & Williams, 1999）が3本，SDS（Zung, 1965）が1本，ZDS（Zagazig Depression Scale; Fawzi, El-Maghraby, El-Amin, & Sahloul, 1982）が1本，MDI（Major Depression Inventory; Bech, Rasmussen, Olsen, Noerholm, & Abildgaard, 2001）が1本，DASS（Depression Anxiety Stress Scale; Lovibond & Lovibond, 1995）が1本，MINI-RR（Mini International Neuropsychiatric Interview; Sheehan et al., 1998）が1本という結果であった。そして，スクリーニング・テストについては，研究によってカットオフ値が異なっていることが明らかになった。スクリーニング・テストに定められているカットオフ値を使用している研究は，24本中16本であり，8本は独自の基準によって定めたカットオフ値を使用していた。独自のカットオフ値を定めていたものは，すべてBDIシリーズの尺度であり，CES-DやPHQ-9ではみられなかった。BDIシリーズのスクリーニング・テストにおいて，独自のカットオフ値を定めていたものについて以下にその詳細をみていくと，BDI-Iでは，19点以上と定めているものが1本（Arslan, Ayranci, Unsal, & Arslantas, 2009），BDI-IIでは，7点以上（Tjia, Givens, & Shea, 2005），8点以上（Steptoe, Tsuda, Tanaka, & Wardle, 2007），14点以上（Zong et al., 2010），17点以上（Kaya, Genç, Kaya, & Pehlivan, 2007; Mancevska, Bonzinovska, Tecce, Pluncevik-Gligoroska, & Sivevska-Smilevska, 2008），20点以上（Roberts, Carol, Kim, & Hounchell, 2010）としてスクリーニングを行っていた。独自のカットオフ値を設けている理由が明記されているものとして，例えばMancevska et al.（2008）やKaya et al.（2007）では，臨床群をスクリーニングする妥当性が最も高いと判断されるとして，17点以上を採用していた。

　Ibrahim et al.（2013）の報告から，1990年から2010年までの20年間において，海外で用いられているスクリーニング尺度は，BDIやBDI-IIの項目を参考にして作成されたCES-DやPHQ-9であることが明らかとなった。この

ことから，BDIやBDI-IIが他の抑うつ尺度に与えた影響の大きさが伺える。またその一方で，研究によって独自のカットオフ値を使用している割合が多いのもBDI，BDI-IIの特徴であると言うことができる。

　日本における大学生のうつ病スクリーニングについての研究については，奥村・亀山・勝谷・坂本（2008）のレビュー論文が挙げられる。奥村ら（2008）は，心理学ならびに精神医学分野の学術論文雑誌を対象に1990年から2006年までに発表されたわが国の抑うつ，うつ病に関する研究の中で，抑うつの程度を測定しているもの510論文を抽出し，どのツールが用いられているのかを調査した。その結果，最も多かったのはハミルトンうつ病評定尺度（Hamilton Rating Scale for Depression: HAM-D; Hamilton, 1960）で全体の38.9％を占めていた。次いでSDSが33.9％，BDIが15.6％，CES-Dが6.4％使用されていた。奥村ら（2008）ではカットオフ値についての詳細なレビューはなされなかったものの，尺度得点を合計しその中央値をカットオフ値的に扱い，対象者を離散化している研究が散見されていることが指摘されており，日本における抑うつ尺度の適正使用の必要性が述べられている。

　次に，うつ病の疑いのある者の受診行動に関する研究について概観する。欧米においては，受診行動の研究として，デモグラフィック要因や，医療機関等の専門の過去の利用経験などを中心とした，個人要因の影響について検討したもの（Halgin, Weaver, Edell & Spencer, 1987; Tijhuis, Peters, & Foets, 1990）が見受けられた。大学生を対象に受診意欲について検討を行ったHalgin et al. (1987) の調査では，医療機関等の専門機関の過去の利用経験が，受診意欲を高める要因であることを明らかにしている。またTijhuis et al. (1990) では，デモグラフィック要因と医療機関等の専門機関への過去の利用経験，かかりつけ医への期待などが受診意欲に影響を及ぼす要因であることを明らかにしている。

　一方で日本における大学生を対象にした受診行動に関する研究では，治療の選好や，メンタルヘルス・リテラシーとの関連について研究したもの（奥村・坂本・岡，2007; 小池・伊藤，2012）と，楽観的認知バイアスとの関連について検討したもの（梅垣・木村，2012）が挙げられる。

　奥村ら（2007）では，うつ病治療（薬物療法と心理療法）に対する選好と受

診意欲の関連に焦点をあてて検討した結果，うつ病治療に対する選好が受診意欲に影響を及ぼすことを明らかにしている。加えてうつ病治療の有効性の認知と受診意欲との関係性にも触れ，うつ病治療の有効性について啓発活動を行うことで，受診行動が促進される可能性があることを示唆している。また，メンタルヘルス・リテラシーと精神科の受診意欲との関係を検討した小池・伊藤（2012）は，精神疾患や精神医療についての情報やその入手方法についての情報を提供することで，受診意図が高まることを明らかにしている。メンタルヘルス・リテラシーは，吉岡（2010）によれば，「精神保健に関して適切な意思決定に必要な，基本的健康情報やサービスを調べ，得て，理解し，効果的に利用する個人的能力の程度」のことであり，「メンタルヘルスに関する知識，理解，教養，信念，態度」のことを指す[6]。

　個人の認知特性に着目した梅垣・木村（2012）では，大学生を対象に楽観的認知バイアスと受診意欲との関連について検討した結果，他人よりも自分の症状を楽観的に認識する傾向（楽観的認知バイアス）が，抑うつにおける受診行動に影響を及ぼすことを明らかにしている。

　以上，日本における大学生を対象とした受診行動や受診意欲に関わる研究をみてきたが，研究の蓄積が不十分であるのが実情である。そこで，医療者に限らない専門家への援助要請行動に関する研究についても，以下に概観した。なお，援助要請行動とは，個人が問題を抱え，自力では解決することが難しい場合に，他者に援助を求める行動のことを指している（DePaulo, 1983）。

　専門家への援助要請に関する研究として，大学の学生相談室を援助要請先として検討したものに，永井（2010）と木村・梅垣・水野（2014）がある。永井（2010）では，学生相談室の専門家に対する援助要請行動に影響を及ぼす要因の検討を行っている。ここで検討された要因は，水野・石隈（1999）がまとめた「ネットワーク変数」「パーソナリティ変数」「個人の問題の深刻さ，症状」「デモグラフィック要因」の4つの領域に属するものであり，4領域の階層構

6　Jorm（2000）は，メンタルヘルス・リテラシーは，①精神疾患だと同定できる能力，②疾病原因に関する知識と信念，③セルフ・ヘルプに関する知識と信念，④専門家援助に関する知識と信念，⑤疾患の認識や適切な受診を助ける態度（あるいはスティグマ），⑥精神医療に関する情報の入手方法の知識の6つからなると述べている。

造を考慮したモデルを構築し分析した結果，友人や家族などのインフォーマルな対象に対する援助要請行動については，「ネットワーク変数」「パーソナリティ変数」「個人の問題の深刻さ，症状」「デモグラフィック要因」の4要因である程度の説明率が得られたが，学生相談やカウンセラー等の専門家に対しては十分な説明率が得られなかった。永井（2010）はこの点について，専門家への援助要請行動に関連する要因は，家族や友人への援助要請行動のそれと大きな違いがある可能性があること指摘している。また木村ら（2014）では，問題が生じてから援助を志向するまでにはいくつかの意思決定の段階があり，それぞれの段階ごとに影響を及ぼす要因を明らかにしようとする意思決定プロセスをモデル化し，意思決定のステージ（「問題の認識」「問題への対処」「援助要請の検討」「学生相談機関への援助要請の検討」「友人・家族のみへの援助要請行動」「学生相談機関への援助要請行動」）ごとにどのような要因が影響を及ぼしているのかを検討している。ここで検討された要因としては，自殺念慮の問題を抱えた際の援助要請行動と，問題の深刻度の評価，援助要請に対する態度，自尊感情，精神的健康度，ソーシャル・サポート，デモグラフィック要因であった。分析の結果，学生相談機関への援助要請については，問題の深刻度の評価と援助要請に対する態度が影響を及ぼすことが明らかになっている。

これまで述べてきたように，うつ病の受診行動や受診意欲，援助要請に関わる研究は，わが国においては端緒についたばかりである。川上（2007）が示すように，わが国における受診率の低さをふまえれば，受診行動あるいは，受診意欲に対する抑制要因に関する知見の蓄積と，奥村ら（2007）が示唆するように，受診行動や受診意欲の促進要因に関する知見の蓄積が求められよう。

最後に，スクリーニングによる早期発見と，受診行動からなる実践研究について概観する。欧米の実践研究を整理すると，その多くが自殺予防を目的とした実践研究であった。例えば American Foundation for Suicide Prevention's（AFSP）が行っているインターネットを活用した Interactive Screening Program（ISP）という取り組みがある。ISPでは，大学生にメールにてスクリーニング・テストの実施について連絡を行い，メールが届いた大学生は，インターネット上でスクリーニング・テストに回答する。スクリーニング・テストの結果，自殺のリスク要因であるうつ病やアルコールなどの問題があれば，

カウンセラーから個人宛てにメッセージが届き，必要に応じてカウンセリングを実施するという取り組みである。このプログラムは，アメリカ国内の25の大学で実施されている（Scott, Wilcox, Schonfeld, Davies, Hicks, Turner, & Shaffer, 2009）。ただし，このプログラムで実際にカウンセラーまでつながったケースは，最初のメールでのスクリーニングに回答した者の約8％であったことが明らかになっており，プログラムの実施やその効果については課題が残っている（Garlow, Rosenberg, Moore, Haas, Koestner, Hendin, & Nemerof, 2008; Haas et al., 2008）。

その他に，College Breakthrough Series-Depression（CBS-D）project がある。この CBS-D プロジェクトでは，キャンパス間にネットワークを構築し，学生をスクリーニング・テストから専門的援助につなぐまで，一連のプログラムとして機能させている点が特徴である（Chung, Klein, Silverman, Corson-Rikert, Davidson, Ellis, & Kasnakian, 2010）。CBS-D プロジェクトは，アメリカ内において8つのキャンパスで運用されており，17ヶ月実施した時点で801名の学生がうつ病の疑いがあると判断され，受診が促された。その結果，最初のスクリーニング・テスト時から12週間で86％のうつ病のリスクがある者が薬物療法か心理療法の治療につながっていることが明らかにされている。

Eisenberg, Hunt, & Speer（2012）は先述した ISP や CBS-D プロジェクトなどの実践について，大学におけるスクリーニング・テストを用いた問題の早期発見と適切なケアにつなげる一連の介入プログラムは，大学内で介入を必要としている学生に対するアプローチとして非常に有益であると述べている。特にインターネットを用いて行われている Interactive Screening Program（ISP）については，プログラムに参加する学生をどのように増やすかという実施上の課題が残っている一方で，この実践が確立された場合には費用対効果がかなり見込まれると期待されると述べている。

一方，日本の大学生のうつ病の二次予防における実践研究について整理すると，大学の学生相談室や保健管理センターが主体となり，うつ病のスクリーニングと呼び出し面接を行う形の実践研究が散見される（松井・田中・加藤・倉知，2007; 井﨑・武久・前田，2010; Bernick・西郷・小川・富永・林田・調・田山，2013; 澁谷ら，2014; 岡本・拓植・山田・田中・河原・石塚・守屋，

2014;田中・荒武・間瀬・田口・杉野・田中,2015;三宅・岡本,2015)。

　例えば,三宅・岡本(2015)では,広島大学の保健管理センターにおいて新入生を対象とした自記式抑うつ尺度によるスクリーニングを実施している。抑うつ尺度はSDSを使用し,SDSの合計得点が55点以上,あるいはSDSの質問項目の中にある希死念慮についての質問に4点と回答した学生を対象に呼び出しを行っている。呼び出しに応じた学生は,精神科医が抑うつと希死念慮の重症度を精神医学的な観点から評価し,「問題なし」「ハイリスクだが自覚がある」「ハイリスクだが自覚がない」「要治療」の4群に分類し,フォローが行われている。2009年から2011年の3年間の取り組みでは,全新入生7450名が対象となり,そのうち面接の呼び出し対象となったのは,各年次で平均55名であった。また同様の取り組みとして,松井ら(2007)では,富山医科薬科大学の入学生全員を対象に,精神的健康診断という目的で,ミネソタ多面人格目録(Mimmesota Multiphasic Personality Inventory: MMPI)を実施し,結果のフィードバックを行うことで,自主的な相談を促している。また澁谷ら(2014)では,新潟大学保健管理センターが主体となって,学生定期健康診断の実施時に「新潟大学メンタルヘルス検診」を行い,その取り組みについて報告している。澁谷ら(2014)は,発達障害の学生は自主的に受診行動を起こすことが難しい傾向にあるが,そうした発達障害の学生にとって,「新潟大学メンタルヘルス検診」は,貴重な受診の契機となり得ていると述べている。また,国立大学における学生の精神健康調査の実施状況について調査を行った早川(2008)の報告では,回答のあった57校中,精神健康調査の実施は46校(80.7%)であり,未実施は11校(19.3%)であったことが報告されている。実施校46校のうち38校は,スクリーニング・テストだけでなく,その後の面接も実施していることが示されており,対象者は,新入生(編入生も含む)のみに実施しているところが4年制学部では65.5%,6年制学部では60.0%,大学院では19.6%,学年を問わず実施しているところでは4年制学部で14.5%,6年制学部で17.7%,大学院で16.1%であった。また,これらの実施校の約半数が健康診断時にスクリーニング・テストを実施していることが明らかとなった。なお,国立大学法人保健管理施設協議会が報告している,2005年度の学生の健康白書では,大学における精神健康調査の意味づけとして,

「①入学後早期,問題を抱えている学生に相談の機会を提供する学生生活支援の一つとして,②在学中に生じる個人的,とりわけ精神・心理問題を相談する場が,保健管理センターの中に存在するというPRとして,③本人の自覚の有無を問わず,在学中に精神保健的な意味あいで修学に支障をきたすと予想される学生に来談を促す精神保健上の予防処遇として」の3点が挙げられている(国立大学法人保健管理施設協議会,2008)。

　以上,大学生を対象にしたうつ病の二次予防について,スクリーニング・テストの実施による早期発見と,うつ病の疑いのある当事者による受診行動,早期発見と受診行動を組み合わせた実践研究の3つの側面から概観してきた。スクリーニングによる早期発見に関わる研究については,国外ではシステマティックレビューが行われ,またわが国でもレビュー研究が行われるなど,知見の蓄積が進んでいる。しかしながらその一方で,うつ病の疑いのある当事者による受診行動についての研究は,国外に比べて知見の蓄積が端緒についたばかりといった状況であることが明らかになった。また,大学生におけるうつ病の二次予防の実践研究については,国内外を問わず研究数が少ない状態である。しかしながら,国立大学等の多くの大学が抑うつを含むメンタルヘルスのスクリーニングとその結果に伴う面接が行われており(早川,2008),臨床実践としては,すでにある程度広まっているものと考えられる。今後は,そうした臨床実践の中で浮かび上がってくる問題点や課題を整理し,実践研究として知見を蓄積していくことが望まれよう。

[4] 二次予防研究の必要性

　ここまで,国内外の大学生におけるうつ病予防について,Caplan (1964)の一次予防,二次予防の観点から先行研究を概観してきた。その結果,国外については,システマティックレビューやメタ解析の論文数からみても,二次予防に関する研究よりも,一次予防についての研究が活発に行われていることが明らかになった。また,国内では一次予防,二次予防についての研究,実践はともに端緒についたばかりであり,今後,知見の蓄積が必要であることが確認された。

　うつ病の一次予防,二次予防については,どちらの取り組みがより優れてい

るというものではない。現実的に考えれば，うつ病の発症メカニズムが今日に至るまで特定されていないことからみても，うつ病の一次予防のみによってうつ病の発症を完全に予防することは不可能である。加えて精神疾患の一次予防については以前から根強い悲観論がある（小椋，2016）とする指摘もあり，一次予防的な介入が，実際にうつ病の発症予防にどこまで寄与しているのかについて疑問の目が向けられることもある。

　とは言え，うつ病は早期に発見し，適切な治療を受けることで重症化を防ぎ，回復可能な疾患である（小椋，2000）。うつ病において，一次予防の効果が疑問視されている状況を勘案すれば，二次予防をより促進させる必要があると言える。そして一次予防と二次予防が相補的に機能することによって，うつ病で苦しむ人を減らすことにつながると考えられる。

　日本では，海外と比較して一次予防，二次予防ともに研究の蓄積が少ないが，なかでも二次予防に寄与するような研究は未だ少ないのが現状である。一次予防と二次予防を相補的に機能させるためにも，日本においては二次予防に寄与するような研究の蓄積が急がれる。本書ではこのような背景から，うつ病の二次予防に焦点をあて，以後検討を進めていくものとする。

3　大学生に対するうつ病の二次予防の実践を捉える理論的枠組み

[1] 心理学における予防―個への支援からコミュニティへの支援の転換

　精神疾患の予防に関する研究や実践が心理学の中に位置づけられるようになったのは，1990年代以降である。今日では，予防についての研究や実践は臨床心理学やコミュニティ心理学の中で扱われている（久田，2007）が，どのような変遷を経てその位置づけを得たのか，本節ではその歴史的背景について触れたい。

　下山（2004）によれば，わが国における臨床心理学は，第二次世界大戦後，日本中にアメリカ文化が広まっていく際に，国外で心理療法を習得した人々が持ち帰ってきたところから発展したとされる。こうして日本に持ち込まれた理論（例えば精神分析など）は，問題の所在を個人の心理的側面に帰属させ，面

接場面での「クライエント‐支援者」の二者関係を重視したものであった。そうしたアプローチは，医学モデルと呼ばれ，臨床心理学の中で中心的なものとして位置づけられた。そしてこのモデルは医療，教育などの領域や場所が異なっても中心的なモデルとして展開された（窪田，2009）。

　こうした医学モデルに基づいた支援が主流となるなかで，1995年に起こった阪神淡路大震災と，地下鉄サリン事件が，医学モデルによる支援のあり方に一石を投じる契機となる。阪神淡路大震災や地下鉄サリン事件は，死傷者や被害の状況が甚大であったことから，支援の必要性が社会によって要請された。そこで求められた支援は，避難所や仮設住宅に支援者が訪問するなどのアウトリーチ活動，被害を受けたコミュニティの機能を回復させるためのコミュニティ全体に対するエンパワメント，被害者の人権保護，偏見の解消を目指したアプローチなどであり，医学モデルだけでは対応しきれないものであった。

　こうして，当時の社会の要請に応える形で，臨床心理学における支援アプローチは，それまでのアプローチに，コミュニティに対する支援の視座を加えることとなった。杉村（2000）によれば，地震や災害による心理的支援や犯罪被害者支援，小中学校におけるスクールカウンセラーの全校配置などが進むなかで，臨床心理士等が一人で支援を行うような伝統的な支援モデルではなく，関係領域の支援者との協働によって解決にあたることこそが重要であるとする視座が確立されたという。杉村（2000）は，自身が震災後の支援活動に関わるなかで，震災後の心理的ケアの中で実施されたホットラインや巡回相談，啓発的講演などの活動を，従来の「座して待つカウンセリング」から，「活動するカウンセリング」へのパラダイム・シフトとして位置づけた。このパラダイム・シフト以降，学校におけるスクールカウンセラーの活動を中心として，コミュニティ全体を視野に入れた活動の必要性とその理論モデルについての検討が積極的に行われるようになった。このようなコミュニティ全体に対する支援は，今日では児童福祉や障害者福祉などの領域に広がりをみせる中で，精神疾患の予防アプローチがコミュニティ支援の文脈に位置づけられるようになった。

[2] コミュニティを対象としたアプローチ

　前節では，臨床心理学における伝統的なアプローチからコミュニティに対するアプローチへの変遷を概観した。本節では，そうした中で重要視されるようになった，コミュニティについて概観する。

　コミュニティを語源からみると，ラテン語の com と munus の合成後である。前者は英語の with で，後者は service（貢献）あるいは duty（任務・義務）の意味を持ち，「共同の貢献」「一緒に任務を遂行すること」を示している（高畠，2011; 鈴木，1986; 植村，2006）。アメリカで地域における精神活動を実施した Klein（1968）は，コミュニティについて，物理的なコミュニティよりも，社会的な相互作用としてのコミュニティという視点を重視し，コミュニティを「安定と身体的安全を手に入れ，ストレス状態にある時は支持を引き出し，さらにはライフサイクル全体を通して個性と重要感を獲得するなどを目指す，一領域の人びとの間での様式化された相互作用である」（Klein, 1968）と定義した。また，Klein（1968）はコミュニティの機能として，次の7つを挙げている。すなわち，「①生活空間と避難所を提供し配分すること，ならびに他のいろいろな目的のために空間利用の決定を行うこと，②必要な物資とサービスを配分するための手段を利用できるようにすること，③安全と秩序を維持し，葛藤や紛争の解決を促すこと，④新しい入来者を教育し，その行動様式を変容させること，⑤知識・観念・信念などを伝達すること，⑥信念と行動についてのルールや標準を作り，それを実行すること，⑦個人と集団とが相互作用を営むための機会を提供すること」Klein（1968）である。高畠（2011）は，Klein（1968）が示すコミュニティの機能はコミュニティに所属する人の Quality of Life（QOL）を高めるために重要であり，コミュニティ・アプローチやコミュニティ心理学は，これらの機能を最大限活用できるようにするために，様々な工夫を行うことであると述べている。

[3] 臨床心理学的コミュニティ・アプローチとコミュニティ心理学的臨床実践

　コミュニティ・アプローチや，コミュニティ心理学の対象となる「コミュニティ」は，物理的な場所に関する「地理的コミュニティ」よりも，その機能に

関する「関係的コミュニティ」(Klein, 1968) に焦点をあてたものが多い。本項では，関係的コミュニティに対するアプローチについて整理した窪田 (2009) をもとに，コミュニティ心理学を背景とした実践と臨床心理学を背景とした実践の２つの流れについて述べる。

まず，コミュニティ心理学をベースにした実践を，窪田は「コミュニティ心理学的臨床実践」として整理している。窪田 (2009) によれば，コミュニティ心理学的臨床実践の射程は，スクールカウンセラーや，被災者へのこころのケア，いのちの電話，地域における子育て支援，虐待防止など多岐にわたること，そして，その実践においては，Duffy & Wong (1996) のコミュニティ心理学の理念や目標に基づく７つの要点，つまり，「①治療より予防を重視する，②密室から生活場面へといったように，クライエント（ユーザー）の生活場面での援助を重視する，③個人と環境の両面を吟味し，両者の適合性をめざす，④個人の弱さや問題点ではなく強さとコンピテンス（有能さ）を強調する，⑤人間の差異，多様性を当然のこととして認める，⑥多様なコミュニティ場面での多様なサービスの選択肢の提供を重視する，⑦エンパワメントを重視する。すなわち，人々が自分の問題や生活全般をコントロールできるようになることを目指す」(Duffy & Wong, 1996) が重視される必要があると述べている。

一方で臨床心理学的コミュニティ・アプローチについて窪田 (2009) は，「クライエント-セラピスト」間の治療関係を基盤とするなかで，当事者を支えるサポートネットワークを臨床心理士が主体となって構築することをねらいとしたアプローチと位置づけている。具体的には，「つなぎモデル」（下山，1987，1994，1995），「つきあい方モデル」（田嶌，1991，1998，2001，2003），「統合的アプローチ」（村瀬，2001，2003）を挙げており，臨床心理士が，日常の生活の中の関係性の中に入り，援助を行うことが前提となるため，ゆるやかな治療構造を重視したアプローチであることを示している。

「コミュニティ心理学的臨床実践」と「臨床心理学的コミュニティ・アプローチ」は，双方ともに，関係的コミュニティの重要性と，臨床におけるコミュニティの有用性にもとづき，クライエントの日常生活に介入していく点が共通項となっている。一方で，相違点として，窪田 (2009) は「①臨床心理学的コミュニティ・アプローチでは，個の変容を目指しているのに対し，コミュニテ

ィ心理学的臨床実践では，必ずしも個の変容は重視していないこと，②臨床心理学的コミュニティ・アプローチで視野に入れているのは，クライエントと直接的に関わっている周囲の人々とのネットワーキングまでであるのに対し，コミュニティ心理学的臨床実践では，クライエントを支える支援システム作り，非専門家の参加・協力体制作りなど間接的な援助を重視していること，③臨床心理学的コミュニティ・アプローチでは，問題を抱えた人の治療や援助が中心であるのに対して，コミュニティ心理学的臨床実践では，予防も含めた幅広い対象者へのアプローチが扱われていること」（窪田，2009）を挙げている。そして窪田（2009）はこの相違点を踏まえ，両者の理論的背景や実践における理念を内包し，それぞれの実践を組み合わせることのできる新たな支援モデルが必要であると示している。

　クライエント個人が抱える問題が多様化，複雑化，慢性化していくなかで，窪田（2009）の指摘するように，介入の目的をクライエント個人の変容に留めるのではなく，クライエントとは直接関係しないようなコミュニティをも射程に入れることのできる，マクロ的な視座に立った新たな理論や支援モデルが必要であることは，問題を複雑化・慢性化させないためにも，重要な視点であると考えられる。窪田（2009）は，統合モデルとして，個からネットワーク，支援システムまでを視野に入れた「臨床心理学的コミュニティ・エンパワメント・アプローチ」を提唱しており，今後の実践や研究の蓄積が期待されている。

　他方で山本（2001）は，臨床心理学とコミュニティ心理学の架橋を目指して，「臨床心理学的地域援助」を提唱した。山本（2001）は，地域援助が臨床心理士の4大業務のひとつでありながら，それまで明確な定義をしてこなかったことに触れ，定義や理念，方法論を明確化しようと試みた。そして，「臨床心理学的地域援助とは，地域社会で生活を営んでいる人びとの心の問題の発生予防，心の支援，社会的能力の向上，その人びとが生活している心理的・社会的環境の整備，心に関する情報の提供などを行う臨床心理学的行為」と整理した。またそのためのアプローチ方法として，①ケアをすること，②予防の方法，③変革の援助方法，④コンサルテーション，⑤サポート・システムのファシリテーション，⑥システム・マネジメント，⑦情報提供・教育・啓発の方法を挙げた。これらのアプローチ方法は，先述した窪田（2009）のコミュニティ心理学にお

けるアプローチ方法と重なる部分も多い。窪田（2009）は，山本（2001）の臨床心理学的地域援助に対し，「コミュニティ心理学の理論と方法を基礎に蓄積されてきたコミュニティ心理学的臨床実践を，臨床心理学の活動モデルの中に位置づけたものと言うこともできる」と述べている。山本（2001）の臨床心理学的地域援助は，伝統的な臨床心理学に対する批判に応えるように，今日では臨床心理学の第三の柱として位置づけられ，重要な役割を担っている。

［4］大学生に対するうつ病の二次予防を目的とした臨床心理学的地域援助

　ここまで，臨床心理学に「予防」の視座が導入された経緯とコミュニティに対する支援について述べてきた。ここであらためて話題を大学生のうつ病に戻したい。先述したように，大学生は様々な問題を抱え，うつ病の発症リスクが高まる時期である（Harrington & Clark, 1998）。これに対応するためには，大学におけるうつ病の予防活動を行うことが求められるが，大学においてその担い手となるのは学生相談機関である学生相談室や保健管理センターであろう。実際に，日本における大学生のうつ病の二次予防に関する実践活動は，学生相談機関や保健管理センターが主体となって行われていることが，先行研究からも明らかになっている（松井ら，2007; 井﨑ら，2010; Bernickら，2013; 澁谷ら，2014; 岡本ら，2014; 田中ら，2015; 三宅・岡本，2015）。

　日本学生相談学会（2013）は，学生相談を高等教育機関における必要不可欠な要素として位置づけており，学生に対するカウンセリング（医学モデルによる支援）を主としながらも，「予防活動や予防教育，教職員に対するコンサルテーション（助言）などの心理学的援助を行うことによって，ファカルティ・ディベロップメント（FD），スタッフ・ディベロップメント（SD），種々の学生支援に関わるプログラム開発や研究などにも関与することによって，高等教育機関の環境改善の取り組みに貢献すること」（日本学生相談学会，2013）を通して学生を支援する必要があると述べている。そしてそのための学生相談機関の役割として，①個別の心理教育，②発達促進的，予防教育的役割，③教育環境整備への貢献，④危機管理活動への貢献，を挙げている（日本学生相談学会，2013）。こうした取り組みは，かつて学生相談の領域で主流となっていた，

表1-6 学生相談機関における学生の援助要請行動を促進させるためのモデル(高野・宇留田, 2002)から一部修正

段階の名称	介入の対象	援助方法	具体的なサービス
第1段階 問題の認識と査定	問題の認識 緊急度の判断 自己の問題解決能力の査定	心理教育 予防的介入	知識普及型情報提供(パンフレットや小冊子の発行, ホームページ, セミナー・講演会の開催, 講義) スクリーニング・テスト
第2段階 援助要請の意思決定	コストと利益のバランスの判断	要請コストの低下(経済的・物質的コストの低下), 心理的コストの低下(被援助利益の向上)	費用, 設備面でのアクセスしやすさの確保, 情報面でのアクセスしやすさの確保, インターネット, 電話相談, 電子メール相談, 24時間体制の電話相談 相談機関のイメージの改善(相談活動についての情報提供, サービスメニューの公開, サービスメニューの拡充)
第3段階 援助を受ける	専門家による援助, 非専門家による援助	ソーシャルサポート・ネットワークの支援, ソーシャルサポート・ネットワークの構築	教職員へのコンサルテーション, アウトリーチ活動, チューター, ピア・カウンセリングや, 自主グループへのスーパービジョン, コラボレーションによるシステム構築

クリニックモデルに対する批判が強まったことで, 学生相談による教育機能や厚生補導機能を重視するようになったためである(高野・宇留田, 2002)。このように学生相談機関は, 学生を支えるために幅広いアプローチ方法をとっている。そしてこのような取り組みは, 山本(2001)が提唱した臨床心理学的地域援助に位置づけられるものであろう。

さて, こうした機能を持つ学生相談機関において, うつ病の二次予防を実践するためのアプローチについては, 学生の援助要請行動の観点から知見をまとめた高野・宇留田(2002)のモデルが参考になる。高野・宇留田(2002)は, 日本とアメリカの学生サービスを概観し, 学生相談機関における援助要請行動を促進させるための3段階のモデル(第1段階は, 問題の認識と査定, 第2段階は, 援助要請の意思決定, 第3段階は, 援助を受けるから構成される)を構築した。以下の高野・宇留田(2002)のモデルについて概観していく(表1-6, 図1-2)。

32   第1章 背景と目的

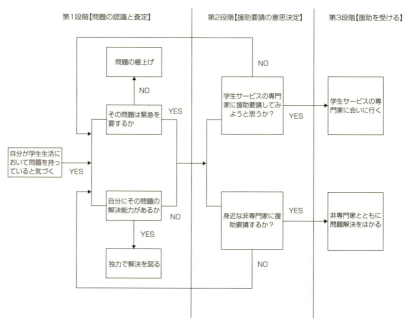

図1-2 学生サービスに対する援助要請行動のプロセス（高野・宇留田，2002より抜粋）

　まず，第1段階である「問題の認識と査定」で目標となるのは，学生の抱える問題の緊急度や深刻性に対するアセスメント，ならびに学生自身が自分の抱えている問題を自認すること，自分自身の問題解決能力について査定することである。学生の抱える問題は，対人関係によるものや精神疾患に関わるもの，経済的な問題や学業面の問題，将来についての不安など多岐にわたる。そうした問題に対する緊急度や深刻性についてのアセスメントには，自分自身に対する内省を深めることも重要であるが，より積極的に予防的な効果を求めるためには，スクリーニング・テストの実施が効果的であると考えられる。高野・宇留田（2002）は，この時点でのスクリーニング・テストの実施について，「テストによって学生の問題を査定し，本人にそれを伝えることができるという意味で，より直接的に問題を認識させることが可能となる」と述べている。また，同時に問題が深刻化する前に適切な対処をとることができるように支援するために，心理教育によって必要な知識を普及，啓発することも重要であるとして

いる。

　第2段階は,「援助要請の意思決定を行う」段階であり,この段階における学生相談機関におけるアプローチの方策としては,学生の援助要請の意思決定を援助することである。学生相談機関に対する援助要請の意思決定は,援助要請に関わる利益とコストのバランスによって決定されるとする考え方に基づく。すなわち,コストを下げ,利益を上げることができれば,学生相談機関に対する援助要請行動が成立すると考える。具体的には,コストを下げるための方策として,費用,設備面でのアクセスしやすさの確保,情報面でのアクセスしやすさの確保を挙げている。また心理的な抵抗感を下げるために,相談機関に対するイメージの向上のために,相談活動についての情報公開や,サービスメニューの公開や拡充が挙げられている。

　第3段階は,「援助を受ける」段階であり,この段階における学生相談機関におけるアプローチの方策としては,専門家と非専門家による援助を受けることである。従来学生相談室においては,専門家による援助が中心的な役割として位置づけられてきた。しかしながら,近年では,学生が非専門家に対して援助要請行動を行うケースを想定して,学生相談機関の対応のあり方についての取り組みについて検討されるようになってきている。ここでの非専門家に対するアプローチは,学生を援助する非専門家への支援,例えば大学の事務職員などに対して,心理教育やコンサルテーション,ケース会議を行うことがこれにあたる。また,学生のサポート団体に対するスーパービジョンも,こうした支援の一環に位置づけられる。

　大学生におけるうつ病の二次予防の実践は,高野・宇留田（2002）のモデルでいうところの,第1段階「問題の認識と査定」と第2段階「援助要請の意思決定を行う」を支援することとして位置づけられる。ただし「問題の認識と査定」,「援助要請の意思決定を行う」の支援を行う際には,二次予防の実践の場が大学というコミュニティを中心としたものになること,対象者が大学生というライフステージの過渡期にあり,様々な変化を経験する発達時期であることを考慮する必要がある。言い換えれば,大学生におけるうつ病の二次予防の実践は,大学を中心としたコミュニティに対するアプローチとなる一方で,その中で生活を行う個人に対するアプローチでもあることを忘れてはならない。こ

うした個人を支えるコミュニティに対するアプローチと，コミュニティに所属する個人の両者の視点を時に切り分け，時に融合させることが，山本（2001）が試みた，個の変容を目的とする臨床心理学とコミュニティの変容を目的とするコミュニティ心理学を架橋する，「臨床心理学的地域援助」の重要な点であると考えられる。

4 大学生に対するうつ病の二次予防実践に関わる課題の解決に向けて

[1] 二次予防を実践する際に留意すべき課題

先述したように，二次予防を促進させるためには，高野・宇留田（2002）の示すところの第1段階「問題の認識と査定」ならびに第2段階「援助要請の意思決定」を支援することが求められる。すなわち，うつ病スクリーニング・テストの実施によって「問題の認識と査定」を促し，スクリーニング・テストのフィードバック時に，テストの結果に応じて，学内の保健管理センターや学外の医療機関への受診の必要性と，受診の意思決定に資する情報を提供することによって「援助要請の意思決定」を支援することが求められる。しかしながら，そこには以下の2点の課題がある。すなわち，①「問題の認識の査定」の促進のための手段であるスクリーニング・テストの精度とそれによる倫理的配慮の議論が不十分であること，②「援助要請の意思決定」に資する知見の蓄積，とりわけ大学生が精神科や心療内科に対して受診の意思決定を行うために必要な情報提供のあり方の検討が不十分であること，である。

[2] スクリーニング・テストの精度と倫理的配慮に関する課題

1）スクリーニング・テストの精度をめぐる議論

スクリーニング・テストの精度と倫理的配慮に関する課題の根幹は，スクリーニング・テストによる偽陽性の問題に集約される。偽陽性は，本来健常であるはずの人を誤って異常であると判定することを指す。スクリーニング・テストはカットオフ値を用いることによって，健常かそうでない状態かを判別することが目的であるが，その際，カットオフ値の設定によっては，過剰に偽陽性

の判定がなされる恐れがある。では，うつ病のスクリーニングにおいて，なぜそのような問題が生じるのだろうか。そこには，うつ病における正常と異常，すなわち診断基準にあてはまるような状態（異常）と基準にはあてはまらず，我々が普段生活するなかで経験するような状態（正常）との境目が曖昧であるという特徴が影響している。

　心理学や精神医学の領域ではこの特徴に関して，様々な論争が行われてきた。この論争は「抑うつの連続性議論」と呼ばれており，Depue & Monroe (1978) に端を発したこの議論は，「抑うつには正常と異常を分ける明確な境界がある，つまりうつ病とそうではない気分の落ち込みは質が異なるものである」という立場（非連続説派: Depue & Monroe, 1978; Golin & Hartz, 1979; Coyne & Gotlib, 1983; Coyne, 1994 など）と，疾病としての抑うつ状態と正常な状態というものには明確な境界線がないという立場（連続説派: Vredenburg, Flett, & Krames, 1993; Flett, Vredenburg, & Krames, 1997 など）の二つの立場によって引き起こされた。

　例えば非連続説派である Golin & Hartz (1979) は，抑うつ尺度をうつ病罹患者と大学生に実施し，それぞれから得られた回答を因子分析した結果，うつ病罹患者では抽出されたうつ病の身体症状に関する因子が，大学生でうつ病罹患者に類似した特徴を持つ一群，すなわちアナログ群ではみられないことを明らかにし，疾病としてのうつ病とそうでない抑うつでは，抑うつの構造が異なると主張した。

　一方の連続説派の立場としては，Vredenburg et al. (1993) が，先に述べたGolin & Hartz (1979) の主張に異議を唱えている。Vredenburg et al. (1993) は，因子構造が異なるのは，測定の方法論に問題があるためとし，これのみで，アナログ群とうつ病罹患者の抑うつの構造が異なるとは言えないと主張した。また非連続説派からは，アナログ群の抑うつ症状は一時的なものであり，時間的な安定性が確認できないという指摘がなされたが，この点についても，Vredenburg et al. (1993) は，分析上の統計的手法の問題であることを主張し，アナログ群の抑うつ症状であってもその抑うつ気分やそれに伴う諸症状は，1ヵ月以上持続することを明らかにしている。

　こうした議論の結果，今日では連続説派が優勢な立場にあり，抑うつは，正

常と異常の境目が曖昧な，スペクトラムの特徴を持っていることが示されている。そして，その特徴故に，うつ病診断やうつ病のスクリーニングにおいては，操作的に基準を設け，質的な分断を行う他にないという状況になっているのである。うつ病の診断基準に関しては，可能な限りコンセンサスが得られるような基準が議論され，実用化されているが，スクリーニング尺度における分断する基準，すなわちカットオフ値については，そうした議論が未だ十分に尽くされたとは言い難い。そもそもカットオフ値は，感度（sensitivity）と特異度（specificity）[7]のバランスを考慮しながら決定されるが，少しでもリスクのある人を抽出しようとカットオフ値を低めに設定すれば，本来健常者であるにもかかわらずスクリーニング検査の結果，誤って陽性と判断される（偽陽性）の割合が増え，偽陽性を減らそうとカットオフ値を高めに設定すれば，陽性と判断されるべき人が陰性として判断される（偽陰性）割合が増えてしまう。したがって，カットオフ値の設定については，バランスを考慮しながら判断する必要がある。

　カットオフ値に関する問題点については，Thombs, Arthurs, El-Baalbaki, Meijer, Ziegelstein, & Steel（2011）が調査の中でこれまでのスクリーニング・テストの精度に疑問を呈している。Thombs et al.（2011）は，うつ病スクリーニング・テストの診断精度についてシステマティックレビューならびにメタ解析に使用された論文を対象に，調査協力者の中にうつ病と診断されている者を適切に除外しているかどうかと，システマティックレビューとメタ解析時に，調査協力者の中にうつ病罹患者が含まれている可能性や，それによるバイアスの可能性を評価しているかについて検討を行った。その結果，システマティックレビューとメタ解析の論文17本から抽出した197本の論文のうち，うつ病と診断された者，あるいはうつ病の治療中である罹患者を適切に除外した論文は，8本であり，全体のわずか4％であった。Thombs et al.（2011）は，この結果に対して，うつ病スクリーニング・テストの精度を検討した論文の中で，うつ病診断のある者や，うつ病の罹患者を適切に除外している論文は限られて

　7　感度は，「真に疾患に罹患している者で検査の結果が陽性と出る確率」を，特異度は「真に疾患に罹患していない者で検査の結果が陰性と出る確率」（中村，2014）のことを指す。

おり，また，うつ病診断のある者が含まれていることについてのバイアスが考慮されていないため，これまでに報告されていたうつ病スクリーニング・テストの精度が誇張されている可能性が否定できないとしている。また，その他にも，Arnau, Meagher, Norris & Bramson（2001）が行った調査では，プライマリ・ケアを受けた罹患者を対象として，BDI-II のカットオフ値について，信頼性と妥当性を検討したところ，BDI-II が定めているカットオフ値よりも，高い値である 18 点をカットオフ値として設定する方が，大うつ病性障害の罹患者をスクリーニングするのに適していたと述べている。また，Coyne（1994）は，自記式のうつ病スクリーニング・テストに設けられているカットオフ値は，診断がなされている臨床群を対象に調査検討したなかで設定された得点であり，診断がついていない者を対象に，ある得点以上の人がうつ病と診断されることを想定して設定された得点ではないことを指摘している。こうした指摘を踏まえ，今一度，うつ病スクリーニング・テストにおけるカットオフ値について，どのように設定するのが良いのか，また規定のカットオフ値によってスクリーニングされる者が，本当にうつ病のハイリスク者であると言えるのかについての検討が必要である。

　ここまでうつ病のスクリーニング・テストの精度について，特にカットオフ値に関する問題について触れてきたが，その他にも，抑うつ状態の類型とそれに伴うアセスメント方法に関する問題がある。

　先にも述べたように，うつ病の若年化に伴い，その病態の多様化が指摘されいる（広瀬，1977; 笠原，1978; 阿部ら，1995; 樽味・神庭，2005）。しかしながら，うつ病のスクリーニング・テストで用いられているツールは，いわゆるうつ病の典型（メランコリー親和型）に基づいて作成されたものが多く，各尺度に設置されているカットオフ値によってある得点以上の値を示した対象者をうつ病のハイリスク者として同定するものである。こうした仕組みは，うつ病の典型的な病態で苦しんでいるハイリスク者を早期に発見することに優れている一方で，樽味・神庭（2005）が提唱したディスチミア親和型や笠原（1978）の退却神経症などに代表される，非典型例の病態で苦しんでいるハイリスク者の苦しみを適切に理解することは難しい。こうした問題点を解決するためには，現在使用されているうつ病のスクリーニング・テストを援用し，抑うつ状態の

タイプについてもアセスメントできるようにするための知見と蓄積を試みることがひとつの解決策であると考えられる。

　スクリーニング・テストを実施するにあたっては，その実施において最大限スクリーニング・テストの対象となる者に利益が生じるよう工夫が求められ，その利益が不利益よりも上回らなければならない（Andermann, Blancquaert, Beauchamp, & Déry, 2008）。スクリーニング時に対象者の抑うつ状態の特徴が分かることは，対象者への利益となり，スクリーニング実施の倫理的な問題解決のための一助になり得る可能性がある。

2) スクリーニング・テストにおける倫理的配慮

　ここまでスクリーニング・テストにおけるカットオフ値とタイプの測定の観点から，精度の問題について述べてきたが，より実践的な観点からは，スクリーニング・テストの実施によってうつ病のハイリスク者と同定された者に対する倫理的配慮についても議論し，適切な対応を行うことが求められる。

　コミュニティ内でうつ病のスクリーニング・テストを実施する際の倫理的課題は，スクリーニング・テストによって同定された者に対する過剰な支援の提供と，コミュニティ内でのスティグマの増長である。スクリーニング・テストの精度によっては，コミュニティ内で過剰にハイリスク者をスクリーニングすることになり，支援が不要であった者にまで，診断や支援を提供する危険性がある。そうして提供された支援や，うつ病という診断は，それを受けた当事者にとって害以外の何者でもないだろう。一方で，実施の手続きやスクリーニング・テストのフィードバックの内容に配慮が不足すれば，コミュニティ内でのうつ病罹患者やうつ病のハイリスク者に対するスティグマの増長につながる可能性がある。スクリーニング・テストの実施自体は，うつ病を診断する行為ではなく，あくまでも「うつ病のハイリスク者」を発見することが目的である。しかしながら，スクリーニング・テストの実施によってうつ病のハイリスク者であると判断されることは，一般人から見れば，うつ病罹患者というラベルを貼られる行為と受け取られる可能性が否定できない。

　このような問題の背後には，一般の人が持つうつ病罹患者に対するスティグマが影響を及ぼしていると考えられる。今日まで，うつ病についての普及啓発

活動が活発に行われてきたが，それでもなお，うつ病罹患者に対するスティグマは根強いものがある。例えばうつ病罹患者に対して，うつ病になったのは自己責任であるといったものや，怠けであるといった信念を持っている者が少なくないことが明らかにされている（樫原，2016）。また，そうしたうつ病罹患者に対するスティグマは，うつ病罹患者との社会的距離を広げることも指摘されている（Corrigan, Markowitz, Watson, Rowan, & Kubiak, 2003; Corrigan & Shapiro, 2010）。このようにうつ病罹患者に対する世間の目が未だ厳しいなかで，うつ病のハイリスク者であると判断されることには，一定の配慮が必要であろう。そのためには，スクリーニング・テストのフィードバックを陽性者のみに行うのではなく，スクリーニング・テストを受けた者すべてに行うとともに，フィードバックの内容をスクリーニング・テストの結果によって変えるなどの工夫が必要であろう。

　またこのようなスクリーニング・テストの実施に関わる倫理的な問題について議論を更に深める必要がある。日本において，こうした議論はあまり進んでいないが，2015年に導入されたストレスチェック制度の導入時に，ここで述べたような議論が一部で行われた。ストレスチェック制度は，2015年12月1日より，労働者が50人以上いる事業所において，従業員のストレスチェックの実施が年1回，義務づけられたものである。この制度において行われる従業員のストレスチェックは，メンタルヘルス不調者に対する一次予防として位置づけられているが，当初は，メンタルヘルス対策として，うつ病のスクリーニング・テストの実施，つまり二次予防の実施が検討されていたものであった。しかしながら，厚生労働省が開催した「職場におけるメンタルヘルス対策検討会」（厚生労働省，2010）において，うつ病のスクリーニング・テストの結果による解雇や退職勧奨が行われるのではないかといった，労働者に対する不利益が生じる懸念が多く訴えられたことにより，議論を経てうつ病のスクリーニングについては取りやめることとなった。そして，「メンタルヘルス不調に影響を与える職場におけるストレス等の要因について，早期に適切な対応を実施するため，労働者の気づきを促すとともに，職場環境の改善につなげる『新たな枠組み』の導入」として提言され，一次予防としての位置づけに変更されることとなった（厚生労働省，2010）。このような議論において，とりわけ職域

においては，うつ病のスクリーニング・テストの実施が，雇用者に対して要らぬレッテル貼りとそれに伴う不利益となると判断され，従業員の不利益にならないような取り組みに変更されたという事実は，コミュニティ内におけるスクリーニング・テストの実施がいかに倫理的な問題を内包しているかを表しているとともに，コミュニティに応じた議論を進めていく必要があることを示している。

　一方で欧米では，学校や職域などコミュニティに応じた議論は筆者の知る限りないが，疾患のスクリーニング実施についての条件については，すでに整理されたものがある。その中でも有名なものとして，Wilson & Jungner (1968) が提唱した条件がある。Wilson & Jungner (1968) は，スクリーニングを行う対象疾患は以下の条件を満たす必要があるとした。すなわち，「①目的とする疾患が重要な健康問題であること（疾患の頻度が高いもの，緊急な対応が必要なもの），②早期発見を行った場合，適切な治療方法が確立されていること，③スクリーニング後の陽性確認のための手段や施設があること，④目的とする疾患に潜伏期や無症状の期間があること，⑤目的とする疾患をスクリーニングするための適切なツールがあること，⑥スクリーニング検査が集団を対象にした際に実施しやすいものであること，⑦目的とする疾患の自然史が分かっていること，⑧患者あるいは要観察者のフォローアップが可能であること，⑨スクリーニングによる費用対効果が見込まれること，⑩スクリーニングの意味やスクリーニングを受ける者に対して周知されていること」(Wilson & Jungner, 1968)，である。これらの条件から分かるように，スクリーニング・テストを受ける者に対する利益（治療可能性）が保証されていることが，スクリーニング・テストの実施においては重要かつ必要不可欠な要件であると言える。

　Wilson & Jungner (1968) の条件はすでに半世紀前であり，その後様々な環境や科学技術が進化していることを受け，スクリーニング・テストを実施するべき基準を見直そうとする動きが出てきた。Andermann et al. (2008) はこうした見直しの動きについて整理し，Wilson & Jungner (1968) 以降新たに追加された条件として，「①スクリーニングは，需要の認識に対応して行われるべきである，②スクリーニングの目的は，実施前の時点で定義されていなければならない，③スクリーニングの対象となる集団は，明確である必要がある，

④スクリーニングを実施することの有効性が科学的に担保されている必要がある，⑤スクリーニングは，教育，検査，臨床サービス，プログラム管理を統合する必要がある，⑥スクリーニングによる潜在的なリスクを最小化するためのメカニズムや質の担保がなければならない，⑦スクリーニングの実施においては，インフォームドチョイス，信頼性，スクリーニングの対象者の自律性の尊重を確証する必要がある，⑧スクリーニングは，対象となる集団全体が公平にアクセスしやすいものである必要がある，⑨スクリーニングの実施について評価を行う必要がある，⑩スクリーニングを実施することのメリットが，有害事象よりも上回っている必要がある」(Andermann et al., 2008)，の全10項目を挙げている。

　うつ病は，Wilson & Jungner（1968）や Andermann et al.（2008）の条件の多くを満たす疾患であり，スクリーニングを行うことが当事者にとって利益のあるものであると考えられる。先述した課題を改善するための倫理的配慮として，Wilson & Jungner（1968）や Andermann et al.（2008）を踏まえると，スクリーニング実施の際の信頼性の担保と，インフォームドコンセント[8]，インフォームドチョイス[9]の徹底，対象者の自律性の担保，スクリーニング・テストを実施することの利益の最大化ついて検討が必要と考えられる。

8　インフォームドコンセントは，アメリカで確立されその後日本に輸入された概念である。わが国では日本医師会によって「説明と同意」と訳され，輸入から20年以上が経った今，わが国の医療の中で一定の位置を示すようになっている（レフラー，2002; 田代，2011）。治療は時として身体あるいは精神に対して侵襲的であることがあるため，その治療を受ける側の患者は，施行者である医師から適切な説明を受け，納得したうえで同意するというプロセスが患者（あるいは治験などの協力者）の人権保護上重要視されている。そうした意味で，インフォームドコンセントは治療における患者の自己決定を下支えする機能を持つものとなっている。

9　インフォームドコンセントは医師や医療従事者がすでに治療の方針を決定しており，その方針について患者に説明，同意を得ることを指すのに対し，インフォームドチョイスは，治療方針を決定する段階から患者と医師が協働する。その際に医師は複数ある治療方法について，それぞれのリスク・ベネフィットなどを患者に合わせて十分に説明をし，医師と患者の協働によって治療方針が決定される。また，ここで決められた治療方針を実際に受けるか否か決定することを，インフォームド・ディシジョンという。

[3] 受診の意思決定に資する情報提供のあり方に関する課題

　うつ病のスクリーニングによってうつ病のハイリスク者を同定し，本人に受診を促したとしても，すべての者が支援につながる訳ではない。先述した三宅・岡本（2015）の取り組みによれば，スクリーニング後に精神科医による「呼び出し面接」に応じたのは，スクリーニング・テストによってうつ病のハイリスク者と同定された者のうち，3年間の平均でおよそ7割であった。つまり，ハイリスク者の3割弱は，スクリーニング・テストの結果うつ病のハイリスク者であるというフィードバックがなされても，自主的には受診行動を起こさないことが明らかになっている。徳島大学において同様の取り組みを行った井﨑ら（2010）では，2008年度の新入生1430名を対象に精神健康調査として28項目版精神健康調査票日本版（General Health Questionnaire 28: GHQ28）（中川・大坊，1985）[10]を健康診断時に実施，回収を行った。GHQの合計得点が10点以上である者，あるいは自殺念慮の項目にチェックが入っている学生を精神科医による面接対象者として，合計117名に対し，郵便にて面接の呼びかけを行った。その結果，面接に同意した学生は，78名（66.7%）であり，拒否した学生は39名（33.3%）であった。井﨑ら（2010）の報告においても，三宅・岡本（2015）と同様に，ハイリスクであると判断された学生のうち3割は，呼び出しに応じないことが明らかとなった。さらにKessler et al.（2003）の調査によれば，過去12ヶ月以内にうつ病を経験した者の援助要請先，つまり，どこ（あるいは誰）に援助を求めたかについて調査を行った結果，うつ病を経験した人の48.4%は精神科医療（精神科医やカウンセラーなどの精神医療の専門家がいる医療施設）ならびに一般医療（精神科医療以外の医療施設）も利用していないことが報告されている。

　本項で取り上げてきたように，専門的な支援が必要な者が，支援者のもとを訪れないという問題を解決するためには，受診するか否かという受診の意思決定に資する支援のあり方についての検討が必要である。しかしながら，先に述べたように，日本における大学生を対象とした受診行動や受診意欲に関する知見の蓄積は十分でない。とりわけ，先行の研究では，大学生を対象とした研究

10　GHQ28では，身体症状，不安と不眠，社会的活動障害，抑うつ傾向についてアセスメントすることが可能である。

の多くは，大学の学生相談機関を援助要請先として想定しており（木村ら，2014; 高野・宇留田，2002; 永井，2010），医療機関に受診することを想定した研究が少ないのが現状である。医療機関への受診も考慮すべき理由としては，学内に精神科医が常駐している大学は限られており常に受診できるわけではないことや，治療内容や通院の頻度などによっては，学内よりも学外の精神科や心療内科を受診し，通院することを選択する方がむしろ望ましいケースもあることが挙げられる。また，大学内にある学生相談機関に行くことについて，大学生の中には，「周りの人に（相談室に行くところを）みられ，心が病んでいると思われるのが気がかり，友達に（相談室を利用したことを）知られたら，なぜ自分に相談してくれなかったのかと思わせてしまうので行けない」（弦間・サトウ・水月，2008）という声もあり，学外の精神科や心療内科についても，大学生の早期治療を担う専門機関として選択肢に入れるべきであろう。

　このような背景を踏まえたうえで，学生の受診に関わる意思決定に資する支援のあり方を検討していくことが求められるが，その方法のひとつに，情報提供が挙げられる。例えば，大学生に対するうつ病の二次予防においては，スクリーニング・テストのフィードバックの内容に受診意欲に影響を及ぼす情報を含ませる，ということが考えられる。受診意欲に影響を及ぼす要因については，二次予防に関する先行の研究で概観したように，うつ病治療に対する選好や，うつ病治療の有効性，うつ病に関わるメンタルヘルス・リテラシーがある（奥村ら，2007; 小池・伊藤，2012）。これらの知見に基づいてうつ病治療やうつ病そのものに関わる内容について情報を提供することが必要であると考えられる。ただし，一般的なうつ病の情報提供だけではうつ病の治療や援助に対して個人が持つ否定的な態度を変容させることが難しいという指摘（Hegerl, Althaus, & Stefanek, 2003）と，うつ病治療や援助に対する認識を変容させるためには，「①個人が持つうつ病に対する態度や信念，②治療・援助を妨げる要因に対する個人の態度や認識，③援助要請を阻害する個人要因」（Hirschfeld et al., 1997）の３点を考慮する必要があるという指摘があることから，まずは，大学生が持つ実際の認識についての把握と，それに基づいた情報提供のあり方についての検討が必要である。

[4] 本書の目的と各章の構成

1) 研究背景の概観

本書の目的について述べるために，まずは，大学生におけるうつ病の二次予防の実践に関する問題と背景について，前節までの内容をまとめる。

大学生は，大学進学による生活環境の変化やアイデンティティ確立や，就職に対する不安等による精神的負担がかかりやすく，うつ病を発症しやすい時期にあることが指摘されている（Harrington & Clark, 1998）。そしてこの時期にうつ病に罹患することは，職業選択に大きな影響を与え，大学卒業後の経済的な問題につながりやすいと考えられる。こうした背景から，大学生の時期にうつ病予防の支援を厚くすることは，学生個人のライフ（生命・生活・人生）をトータルで支えることにつながり，結果として，少子高齢化や労働力などのわが国の社会問題の改善に寄与することが見込まれる。

大学生に対するうつ病の予防のためには，大学生の生活や実態に根ざした支援が必要不可欠であるが，こうした実際に根ざした支援はうまく進んでいない。広義の心理支援は，「人が心理的に生きやすくなるように，生活を視野に入れた支援」（村瀬・古谷，2016）とされるが，その一方で，生活と不可分に接続しているコミュニティを視野に入れた支援やそのための実証研究となると，その知見の蓄積は乏しいのが現状である。

大学生の生活を踏まえたうえで，大学生に対するうつ病の予防方策としては，臨床心理学的地域援助の中に位置づけられる，Caplan（1964）の一次予防と二次予防が挙げられる。一次予防と二次予防は，どちらがエビデンスとして優れているという関係性にはなく，一次予防と二次予防の双方が互いの欠点を補うように機能することで，うつ病予防が促進されることが望まれる。日本では，大学における一次予防研究，特に講義を利用した認知行動療法をベースとした一次予防の実践研究や，一次予防の基礎的な研究が進んでいるがその一方で，二次予防研究の知見の蓄積が乏しい。先にも述べたように大学生のうつ病を予防するためには，一次予防と二次予防を相補的に機能させることが重要であることから，二次予防研究の蓄積を行う必要がある。

ただし，二次予防研究を行う際には，援助を行う対象が，単に大学というコミュニティだけにとどまらないことに留意する必要がある。つまり，大学生に

対する二次予防は，大学を中心としたコミュニティに対するアプローチという視点だけでなく，そのコミュニティの中で生活を行う個人の立場に対する配慮が必要である。こうした視点に基づくと，大学生を対象とした二次予防の実践には次の2点の課題が挙げられる。すなわち，①スクリーニング・テストの実施は，時に過剰診断や過剰支援を生み出し，コミュニティ内でのレッテル貼りを増長させる危険性があること，②受診の意思決定は，本人の意思決定に基づくものである必要があるが，その意思決定に資する情報提供の内容についての知見の蓄積が十分でないことである。この2点は，大学を中心としたコミュニティの中で日々の生活を送る大学生の支援において極めて重要であり，こうした課題を解決することが，大学生に対するうつ病予防の促進の一助となるものと考えられる。

以上，本書の前提となる背景について触れてきた。本書では，大学生を研究協力者とし，大学内外のコミュニティに対する地域援助のあり方について検討を進めていくものである。大学生に対するうつ病予防の知見を得ることは，決して「特定の限られた少数の集団」をみていることを意味するのではなく，臨床心理学に対する社会的な要請に応え，臨床心理学や臨床心理実践の可能性を拡張していくうえで重要な役割を果たすことなのである。

2) 本書の目的と各章の構成

本書では先に述べた2点の課題解決のために，高野・宇留田（2002）のモデルに基づき，大学生に対するうつ病の二次予防を促進させるための知見の蓄積を具体的な研究課題として設定し，そこから得られた知見に考察を加えることにより，臨床心理学的地域実践の展望を描くことを目的とする。

高野・宇留田（2002）のモデルでは，専門的援助につながるまでのプロセスを「問題の認識と査定」と「援助要請の意思決定」の2段階で表している。本論文では，「問題の認識と査定」においては，第2章，第3章，第4章の調査研究から，「援助要請の意思決定」については第2章と第5章の調査研究から得られた知見をもとに検討を行う。

まず第2章では，大学生のうつ病における受診意欲とその阻害要因について検討を行う。先行研究では，受診行動や受診意欲に影響を及ぼす要因の特定や，

うつ病罹患者にインタビュー調査を実施し、受診するまでの経過について、個人の経験に焦点をあてた検討（梅垣、2011）が行われてきたが、先述したように、受診行動や受診意欲に関わる研究は、わが国では数少ない。加えてHirschfeld et al.（1997）の指摘から、大学生が持つ実際の認識についての把握することが必要であることから、本章では、受診意欲を阻害する大学生の認識の実態を明らかにするために、自由記述法を用いて検討を行う。

第3章では、支援者からの積極的なアプローチとして、倫理的課題を考慮したうつ病スクリーニング・テストの実践について検討を行う。そのために、ここではうつ病のスクリーニング手法、特にカットオフ値の問題に着目する。うつ病は、これまでに触れてきたように、日常生活を送るなかで経験する気分の落ち込みと、DSMなどで診断される大うつ病性障害との間に質的な違いはないことが指摘されており、その境界線が曖昧であるがゆえに、うつ病のスクリーニング・テストにおいて、恣意的に健常と異常の境界を定めることの問題が現れている。第3章では、そうした問題点について、スクリーニング・テストに付与されているスタンダードなカットオフ値によって抽出される者は、本当にうつ病罹患者の抑うつ状態と類似した抑うつ状態を表しているのかについて検討を行う。

第4章では、スクリーニング・テストの実施において、従来のスクリーニング・テストで判断できる抑うつの重症度（うつ病のハイリスク度）に加えて、うつ病の典型と言われるメランコリー親和型の抑うつ状態の他に、樽味・神庭（2005）のディスチミア親和型に代表される非典型的な非メランコリー親和型の抑うつ状態の両者をアセスメントするための知見の導出を試みる。その際、実施上の負担を軽減するために新たな抑うつ尺度を開発するのではなく、現在標準化されているうつ病スクリーニング・テストを活用することによって、メランコリー親和型と非メランコリー親和型の両者をアセスメントできるよう試みる。

第5章では、受診意欲に影響を及ぼす要因である治療の情報に焦点をあて、大学生のうつ病治療における薬物療法のしろうと理論を明らかにすることを目的とする。本章で得られた大学生の認識をもとに、うつ病治療において誤って認識されているものと、そうでないものを識別し、薬物療法についての正しい

情報を提供するための工夫について考察を加えることで，大学生が受診の意思決定に資する情報提供のあり方について検討を行う。

第6章では，一連の研究が臨床心理実践ならびに臨床心理学においてどのように貢献しうるのかについて考察を行うとともに，うつ病のリスクのある大学生に対する臨床心理学的地域支援のあり方と今後の課題と展望について検討する。

なお，この一連の研究では，DSM-5に従い，DSM-5の診断基準を満たす

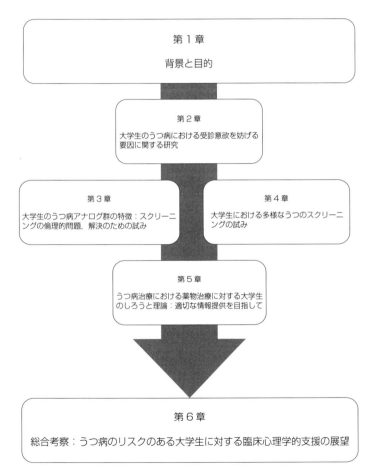

図1-3　本書の構成

場合を「うつ病」と称するものとし，DSM-5 の診断基準を満たさないが，関連する症状がみられる場合を「抑うつ状態」と称する。

本書における構成を図1-3に示す。

4) 本書で想定するコミュニティ―学内外のコミュニティに対する臨床心理学的地域援助

本章で述べたように，先行研究においては，大学生に対するうつ病の二次予防の実践の中核を担うのは大学内にある保健管理センターや学生相談室などの学生相談機関であり，スクリーニング・テストの実施と，それに伴う支援と治療までのすべてを大学のコミュニティ内で完結させることが念頭に置かれてきた。言わば，学内にとどまった支援ネットワークの中での検討が進められてきたと言えるが，実際には，大学生が支援や治療を受ける先は，病状や抵抗感の少なさ，利便性などが考慮された結果，学外の精神科や心療内科などで支援や治療を受けることを希望するケースも少なくない（弦間ら，2008）。本論文では，そうした実際の状況に鑑みて，スクリーニング・テストの実施と結果のフィードバックについては学生相談機関が担うが，学生の支援や治療の受療先を従来の学内の学生相談機関に加えて学外の精神科や心療内科などの医療機関も

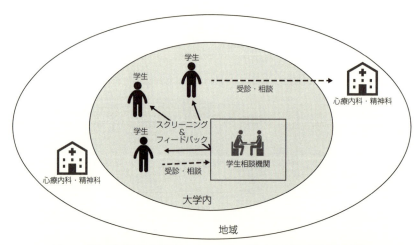

図1-4　本書で想定する学内外のコミュニティに対する臨床心理学的地域援助

視野に入れた，学内外のコミュニティにおける臨床心理学的地域援助を念頭に置いたうえで検討を行う（図1-4）。

第2章

大学生のうつ病における受診意欲を妨げる要因に関する研究[11]

1　問題と目的

　うつ病の受診率は，高くないことが知られている（Kessler et al., 2003; 川上, 2007）。Kessler et al.（2003）がアメリカで18歳以上の住民を対象にした大規模調査によれば，過去12ヶ月以内にうつ病を経験した者のうち，48.4%は精神科医療も一般医療も受診しなかったことが明らかになっている。日本においてもうつ病を経験した者のうち，実際に医療機関を受診した者はおよそ3割であることが報告されている（川上, 2007）。では，なぜ人々は医療機関を受診しないのだろうか。

　うつ病における受診意欲に関わる研究としては，デモグラフィック要因や，医療機関等の専門の過去の利用経験など，個人要因の影響を検討したもの（Halgin et al., 1987; Tijhuis et al., 1990）や，うつ病治療に対する選好（奥村ら, 2007），楽観的認知バイアス（梅垣ら, 2012）と受診意欲との関連について明らかにしたものがある。ただしうつ病の受診意欲に関わる研究は，国内において端緒についたばかりであり，これまでに知見が十分に蓄積されていない。特に日本における受診率の低さに鑑みれば，受診意欲を妨げている要因を明らかにし，その対策を講じることが重要であると考えられるが，そうした要因についての知見は十分に蓄積されているとは言いがたい。そこで本章では，うつ病

11　本章は，以下の論文に加筆・修正を行ったものである。
　川本　静香（2016）．うつ病の受診意欲を妨げる要因について——テキストマイニングを用いた探索的検討——　対人援助学研究, 4, 16-24.

の受診意欲を妨げる要因について，精神科や心療内科への受診経験のない者を対象に自由記述データの分析によって探索的に検討を行う。また，一般に援助要請行動には性差があることが指摘されている（水野・石隈，1999）ことから，受診意欲や受診意欲を妨げる要因の性差についても合わせて検討を行う。これらの検討により，わが国におけるうつ病の受診率の低さ（川上，2007）や，スクリーニングによってハイリスク者であると同定できても面接につながらないケースが一定数存在する（三宅・岡本，2015）という現状改善のための知見を探索的に見出すことを目的とする。

2　方　法

［1］対象者と調査手続き

　関西圏の大学生177名（男性74名，女性103名，平均年齢20.97歳）を対象に，質問紙調査を実施した。倫理的配慮として，調査実施にあたり，フェイスシートおよび口頭による説明において，本調査への協力は強制されるものではないこと，回収したデータについては個人情報が特定されないよう統計処理を行うことを対象者に伝え，そのうえで質問紙調査への回答を求めた。

［2］質問紙の構成

　性別，年齢，精神科・心療内科への受診経験と，自分自身がうつ病の疑いがある状態になった際に精神科や心療内科を受診しようと考えるかどうかについて，「はい・いいえ」の2件法による回答を求めた。加えて，先の質問に対して「いいえ」と回答した者には，その理由について自由記述による回答を求めた。

3　結　果

［1］受診意欲の性差

　研究協力者177名のうち，過去に精神科・心療内科への受診経験がある16名を除いた161名を分析の対象とした。161名の内，「自分自身がうつ病にな

ったかもしれないと疑う状態になった際に，精神科や心療内科を自ら受診しようと考えるか」という質問に対し，「はい」と回答した者は77名（47.8%），「いいえ」と回答した者は84名（52.2%）であった．加えてここでの受診意欲の有無と性別との関係について，カイ二乗検定を用いて検討を行ったところ，有意差は認められなかった（$\chi^2=0.95$, $df=1$, $n.s.$）．

[2] テキストマイニング

　精神科・心療内科への受診経験がなく，「自分自身がうつ病の疑いがある状態になった際に精神科や心療内科を受診しようと考えるか」という質問に対して「いいえ」と回答した84名のうち，未回答者を除いた82名（男性37名，女性45名）の自由記述データについてテキストマイニングを行った．テキストマイニングは，自由記述等によって得られたテキストデータを計量的方法によって分析し，情報を取り出そうとする手法・技術である（藤井・小杉・李，2005）．本章では Word Miner ver1.1（日本電子計算機）を用いて，テキストマイニングを行った．

　テキストマイニングの手続きとして，まず，得られた82名の自由記述データについて分かち書きを行った．分かち書きとは，文章をある単位ごとに空白を置いて区切ることである．Word Miner では，「Happiness」という形態素分析ソフトが用いられており，本章における分析ではこれを使用した．

　分かち書きの結果，自由記述データから278種類の構成要素を抽出した．278種類の構成要素から句読点，助詞，特殊記号を削除すると200種類の構成要素となり，そこからさらにそれ単独では意味をなさない構成要素や，その構成要素がなくても文章の大意に影響を及ぼさないもの（例えば，「自分」など）を削除した．また「うつ」「うつ病」など，類似した意味を持つ構成要素については「うつ病」として置換する作業を行った．その結果，最終的に得られた構成要素は138種類となった．

　得られた構成要素から，精神科・心療内科への援助要請行動を抑制する要因を把握するために，構成要素の中から出現度数が3以上のものを抽出した．抽出した結果，構成要素数は18種類となった．また抽出された15成分の累積寄与率は96.78であった．

表 2-1 クラスター分析の結果

構成要素クラスター1	構成要素クラスター2	構成要素クラスター3	構成要素クラスター4
時間経過による自然回復	周囲への相談と受診の面倒さ	疾病との関連付けの難しさ	精神科に対する抵抗感
うつ病	分からない	思わない	疑い
思う	気持ち	病気	精神科
時間	行く		抵抗
治る	周り		
	人		
	相談したい		
	認める		
	病院		
	面倒		

大隅（2013）をもとに，得られた構成要素について，対応分析ならびに，対応分析によって得られた成分スコアをもとにクラスター分析を実施した。対応分析では，成分1の固有値が0.83，寄与率が10.51，成分2の固有値が0.78，寄与率が9.98であり，成分1ならびに成分2の累積寄与率は20.49であった。

本章における分析では，3～5クラスターまでを想定した。得られたクラスターについて，それぞれのクラスターの解釈可能性ならびに成分スコアをもとにクラスター分析を実施した際に算出される階層の結合水準を検討した結果，4クラスターが最も妥当だと考え採用した（表2-1）。なお，階層の結合水準は，各クラスターの結合時の強度を表す指標であり，値が大きくなるほど，クラスター化が曖昧になる（川島・小山・川野・伊藤，2009）。クラスター分析の結果を対応分析と重ねて布置したものが，図2-1である。

クラスター1は，「うつ病」「思う」「時間」「治る」の4つの構成要素からなる。分かち書き前の自由記述を参照すると，「時間が経過すれば治るから」のように時間の経過によって自然と抑うつ状態が回復するとする内容の記述が多くみられたことから，「時間経過による自然回復」と名づけた。

クラスター2は「分からない」「気持ち」「行く」「周り」「人」「相談したい」「認める」「病院」「面倒」の9つの構成要素からなる。分かち書き前の自由記

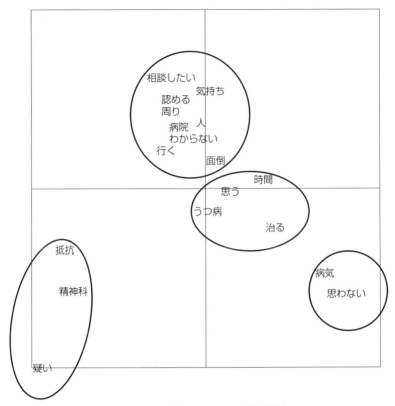

図2-1 対応分析とクラスター分析の結果

述を参照したところ,「病院に行くより周囲の人間に相談したい」のように専門家ではなく,自分の身近にいる人を頼りたいとする内容の記述がみられたのに加えて,「病院に行くのが面倒」というように専門機関に足を運ぶことの抵抗感についての記述がみられたことから,「周囲への相談と受診の面倒さ」と名づけた。

　クラスター3は「思わない」「病気」の2つの構成要素からなる。分かち書き前の自由記述を参照したところ,「自分の場合,まず病気だと思わない」「まさか病気だとは思わないと思う」のように,自分自身の状態を病的な状態であると考えられないという内容の記述が多くみられたことから,「疾病との関連付けの難しさ」と命名した。

56　第2章　大学生のうつ病における受診意欲を妨げる要因に関する研究

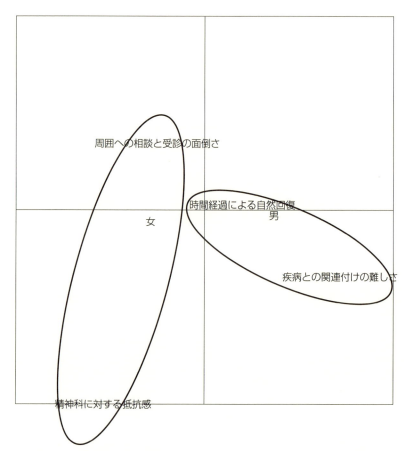

図2-2　4要因と性別との関係についての対応分析ならびにクラスター分析の結果

　クラスター4は「疑い」「精神科」「抵抗」の3つの構成要素からなる。分かち書き前の自由記述を参照すると，「精神科に対して疑いがあるから」のように精神科や病院に対する疑念や抵抗感についての記述が多くみられたことから，「精神科に対する抵抗感」と名づけた。

　加えて，ここで得られた4つのクラスターと性別との関係についても，先に行ったのと同様に大隅（2013）を参考に，対応分析ならびに，対応分析によって得られた成分スコアをもとにクラスター分析を実施した。対応分析では，成分1の固有値が0.57，寄与率が27.31，成分2の固有値が0.49，寄与率が

23.61であり，成分1ならびに成分2の累積寄与率は50.92であった。分析の結果，「時間経過による自然回復」，「疾病との関連付けの難しさ」と男性，「周囲への相談と受診の面倒さ」「精神科に対する抵抗感」と女性との間に関連がみられることが明らかになった（図2-2）。

4　考　察

[1] 受診意欲と性別の関係性

　カイ二乗検定による分析を行ったところ，精神科・心療内科に対する受診意欲と性別との間には関連性がみられなかった。海外の研究をレビューした水野・石隈（1999）では，専門家への相談行動は男性よりも女性の方が取りやすいという結果が報告されている。日本では，重症度が高い場合には，男性よりも女性の方が受診行動を取りやすい（梅垣・木村，2012）という報告がある。本章では，梅垣・木村（2012）と同様，医療機関を援助要請先として設定したものであったが，結果は梅垣・木村（2012）のものとは異なった。その理由としては，梅垣・木村（2012）が医療機関としたのに対し，本章では，精神科・心療内科と明確に診療科を限定したことが影響を及ぼした可能性が考えられる。ただし，大学生における受診意欲の性差の影響については，これまで十分に検討されていないため，今後さらなる検討が必要である。

[2] うつ病の受診意欲を妨げる要因についての探索的検討

　本章では，うつ病が疑わしい状況下で，うつ病における受診意欲を妨げる要因について，テキストマイニングを用いて探索的に検討した。その結果，「時間経過による自然回復」「周囲への相談と受診の面倒さ」「疾病との関連付けの難しさ」「精神科に対する抵抗感」の4つの要因を得た。

　第一に「時間経過による自然回復」は，精神科や心療内科を受診しなくても，さらに言えば，自身で何らかの対処行動を取らなくとも時間の経過とともに回復するという，うつ病の経過に対する楽観的な認識によるものと考えられる。Elwy, Yeh, Worcester, & Eisen（2011）は，うつ病罹患者の中で援助を求めなかった者の中には，うつは長続きしないといううつの経過に対して楽観的な

認知を持つ者がいることを指摘している。Elwy et al. (2011) と本章の結果では，調査の対象が健常者とうつ病罹患者で異なるものの，類似した結果が得られており，うつ病の経過に対する楽観的な認識は，精神科や心療内科への受診意欲につながらない可能性が示唆された。

第二に「周囲への相談と受診の面倒さ」は，医療機関よりも家族や友人などの自分の身近な人の方が援助要請の対象として選択しやすいというものである。日常的な接触の機会から考えても，家族や友人は，医療機関，とりわけ精神科や心療内科等の敷居の高いところに比べて援助を求めやすいと考えられる。木村ら（2014）は，友人や家族等のインフォーマルなサポート資源を多く持っている者は，専門家への援助要請を検討しない可能性があることを指摘しており，本章の知見は木村ら（2014）の指摘に沿うものと解釈できる。こうした結果から，家族や友人がうつ病に関する相談を受けた際には，適切に受診を促すよう働きかけることが重要であろう。木村ら（2014）もこの点について，「抑うつ・自殺念慮の問題を相談された友人や家族は，必要に応じてその本人を専門的な援助につなげる重要な役割を担う」と指摘している。今後は，そのための知識やスキル，特に専門家への紹介の仕方について心理教育を実施することが必要であると考えられる。

第三に「疾病との関連付けの難しさ」は，自身が日常生活を送るなかで感じる心理・社会的な問題や心身の違和感を，うつ病の症状と疑うことの困難さを示しているものと考えられる。うつ病によって生じる症状は，中核症状である気分の落ち込みや，興味・喜びの減退はもとより，疲労感や睡眠，食欲の減退などの身体的な症状についても，私達が日常的に経験し得る，ありふれたものである。すなわち，誰もが日常的に経験し得る症状であるがゆえに，その症状が「うつ病」という疾病によるものであるかどうかの判断は困難なものであると言える。Hirschfeld et al. (1997) によれば，うつ病における受診率の低さには，本人の自覚のなさや，重症度の過小評価があると指摘されている。梅垣（2014）も，うつ病の病識が医療機関への受診前に形成されることは非常に困難である可能性があると述べており，うつ病の病識形成の難しさが，受診意欲を妨げる要因となっている可能性が示唆された。

第四に「精神科に対する抵抗感」は，これまでも先行研究で指摘されてきた

ように，精神科に対するスティグマによるものであると考えられる。スティグマは，もとは奴隷や犯罪人であることを示す焼き印または肉体上の「しるし」のことを指すもので，そこから派生して「望ましくないとか汚らわしいとして他人の蔑視と不信を受けるような属性」（中根，2010b）と定義される。スティグマと受診行動との関連については，うつ病罹患者において，スティグマを知覚している者ほど，医療機関に対する利用意図が弱い（Sherwood, Salkovskis, & Rimes, 2007）という報告もあり，本章における研究についても，これと同様の結果であると解釈できる。今日では精神科に対するスティグマ解消のための取り組みも積極的に行われており，以前のような誤ったイメージは徐々に少なくなりつつある。とは言え，若年層における精神科に対するスティグマがすべて解消されているわけではない。本章においても，精神科や心療内科への受診意欲を妨げる要因のひとつとなっていることから，精神科や心療内科に対する誤った情報やネガティブなイメージの改善に向けた取り組みを進めていくことが必要である。

　加えて本章では，うつ病における受診意欲を妨げる4つの要因と性別との関係性について検討を行った。その結果，男性と「時間経過による自然回復」，「疾病との関連付けの難しさ」，女性と「周囲への相談と受診の面倒さ」，「精神科に対する抵抗感」との間に関連がみられた。ここで性差がみられたことによって，性別によって受診意欲を妨げている要因が異なる可能性が示唆された。性差がみられたことについて本分析からは明確な理由を示すことはできないが，社会文化的に構築されたジェンダーによる要因が影響しているものと考えられる。ここでは社会文化的に構築されたジェンダーによるものとして，以下にコーピングの性差を援用し考察を試みる。

　Tamres, Janicki, & Helgeson（2002）は，ストレスフルな状況を処理するために男性は女性よりも，ストレッサーの除去を目的とした行動（積極的な問題解決）や，気晴らし行動（気晴らし），あるいは問題の存在自体を認めない（否認）といった行動をとる傾向にあるのに対し，女性は，問題解決に向けた具体的な援助希求（道具的援助希求）と情動の調整を目的とした援助希求（情緒的援助希求）といった行動をとる傾向にあることを明らかにしている。こうした傾向から推察すると，男性の場合では「否認」あるいは「気晴らし」とい

った男性に特徴的なコーピングが,「時間経過による自然回復」や「疾病との関連付けの難しさ」と関連している可能性が考えられる。また女性の場合は,ストレスフルな状況の対処として「情緒的援助希求」や「道具的援助希求」を行う傾向にあるが,その対象に知人や家族などのインフォーマルな資源は考慮しても,精神科や心療内科には抵抗感があり,そうした抵抗感が「周囲への相談と受診の面倒さ」や「精神科に対する抵抗感」と関連している可能性が考えられた。いずれにしても,本章における研究から得られたうつ病における受診意欲を妨げる4つの要因にみられた性差について,明確な理由を示すことは困難であるが,コーピングとの関係性について今後のさらなる検討が求められる。

[3] うつ病における精神科・心療内科への受診を促進するためのモデル検討

　本章では,うつ病の疑いがある際に,精神科・心療内科への受診意欲を妨げる要因を明らかにするために,自由記述データを用いて探索的な検討を実施した。本章における研究は,水野・石隈(1999)のいう,他者に援助を求める志向性に関連する要因を明らかにする,要因分析の立場から検討を行ったものである。今後は,本章における検討から得られた4つの要因について,それらがどのように受診意欲を妨げるのかについてのモデルを構築し,それについての実証的な検討を行うことが課題となる。

　しかし,うつ病における精神科・心療内科への受診意欲を妨げる要因が明らかになったことで,4つの要因に対するアプローチ方法について,これまで確立されている理論を援用して検討を行うことは可能である。そこで,本章では臨床現場に資する知見を得るために,本章における検討から得られた4つの要因に対してどのようなアプローチが可能かについて,援助要請行動についての理論である健康信念モデル(Health Belief Model; HBM)を援用した理論的考察を試みる。

　HBM は,土井(2009)によれば,数ある行動科学研究の理論の中でも個人レベルの理論に位置づけられ,人が保健医療の領域において健康的で適応的な行動を取るためのモデルである(Becker, 1974; Becker, Drachman & Kirscht, 1974; 畑・土井, 2009)。HBM は,①疾病にかかる可能性の自覚,②疾病の重

表 2-2 HBM と精神科・心療内科への受診意欲を妨げる 4 要因の関連

HBM	4要因
①疾病にかかる可能性の自覚	「疾病との関連付けの難しさ」
②疾病の重大さの自覚	「時間経過による自然回復」
③治療・援助を受けることの利益の自覚	—
④治療・援助を受けることの障害の自覚	「周囲への相談と受診の面倒さ」,「精神科に対する抵抗感」

大さの自覚，③治療・援助を受けることの利益の自覚，④治療・援助を受けることの障害の自覚の4つの概念からなる。HBMでは，人々が健康的な行動をとるためには，①疾病にかかる可能性の自覚と②疾病の重大さの自覚があり，かつ③治療・援助を受けることの利益の自覚が④治療・援助を受けることの障害の自覚よりも上回っている必要があるとされる。本章における検討から得られた4つの要因をHBMの4つの概念に照らし合わせたものを表2-2に示した。

「疾病との関連付けの難しさ」は，①疾病にかかる可能性の自覚を，「時間経過による自然回復」は，②疾病の重大さの自覚を妨げるものである。また，「周囲への相談と受診の面倒さ」と「精神科に対する抵抗感」は，④治療・援助を受けることの障害の自覚に該当する。したがってHBMを踏まえて，本研究から得られた要因に対するアプローチ方法を検討すると，うつ病における精神科・心療内科への受診を促進させるためには以下の対策を講じる必要があると考えられる。すなわち，①疾病にかかる可能性の自覚ならびに②疾病の重大さの自覚を妨げる「疾病との関連付けの難しさ」と「時間経過による自然回復」の認識を修正し，④治療・援助を受けることの障害である，「周囲への相談と受診の面倒さ」と「精神科に対する抵抗感」を改善することが求められる。具体的にこれらの認識を修正するためには，うつ病罹患者が発症から寛解までにどのような経過をたどるのかという，うつ病の経過についての知識不足を解消するための心理教育を実施することが有効であると考えられる。また，すでに抑うつ症状がある場合には，それに伴って本人の問題に対応する意欲の低下 (Garland & Zigler, 1994; Deane & Wilson, & Ciarrochi, 2001) が起こる可能性が考えられるため，そういった場合には，友人や家族など，本人の身近にいる

者が積極的に関わることによって,本人の受診を促進させることが必要であろう。

[4] 研究の限界と今後の課題

　本章の研究は,大学生を対象とした場面想定法による調査であり,実際に抑うつの問題を抱えた者の受診意欲を妨げる要因は明らかにできていない。今後は抑うつの問題を抱えた者を対象とした調査研究をすすめるとともに,実際に医療機関へ受診した者を対象とした調査を実施することによって,本章における検討で得た4つの要因の妥当性や,それを解消するための効果的なアプローチについての実証研究を行うことが必要である。

　以上のような限界や課題はあるものの,本章は,うつ病の可能性がある際の受診意欲を妨げる要因を明らかにすることができた点において,また,それの要因に対するアプローチ方法について臨床に資する知見を見出すために,理論的考察を試みた点において,意義があると考えられる。受診行動の促進のためには,これまで推進されてきたようなスクリーニングだけでなく,うつ病の可能性のある本人の意思によって受診行動を起こすことができるような専門家の援助も必要になる。そうした時に,本章における研究から得られた知見,とりわけ HBM を援用したアプローチや,ジェンダーの特性を踏まえた知見が,コミュニティ臨床の一助になるものと期待される。

第3章

大学生のうつ病アナログ群の特徴：スクリーニングの倫理的問題解決のための試み[12]

1　問題と目的

　うつ病は健常と異常の境界が曖昧であり，スペクトラム様であるということが明らかにされている。またスクリーニング・テストや診断基準が内包する課題もあり，うつ病かどうかを判断する際には，偽陽性あるいは偽陰性の問題が生じる。Thombs et al.（2011）は，過去に実施されたうつ病スクリーニングの精度についての研究結果について改めて検討を行い，対象者の中にうつ病罹患者やうつ病治療中の者を適切に区別していた研究は全体の4％しかなかったことを明らかにし，そのためにこれまでに報告されてきたうつ病のスクリーニング・テストの精度は誇張されている可能性が否定できないこと指摘している。他にも，Arnau et al.（2001）は，BDI-II のカットオフ値についてプライマリ・ケアを受けた患者を対象に BDI-II のカットオフ値の信頼性と妥当性を検討したところ，BDI-II では18点をカットオフ値として設定する方が大うつ病性障害の罹患者をスクリーニングするのに適しており，BDI-II にもともと設定されている値では，偽陽性を生み出す可能性が高いと指摘している。この点について，Coyne（1994）は，うつ病スクリーニング・テストに設けられているカットオフ値は，診断がなされている臨床群を対象に調査検討したなかで設

12　本章は，以下の論文に加筆・修正を行ったものである。
　川本 静香・渡邊 卓也・小杉 考司・松尾 幸治・渡邉 義文・サトウ タツヤ（2014）．うつ病アナログ群の特徴について――抑うつの連続性検討の観点から　パーソナリティ研究, 23, 1-12.

定された得点であり，診断がついていない者を対象に，ある得点以上の人がうつ病と診断されることを想定して設定された得点ではないことを指摘している。このような背景を受けて，本章では，うつ病のハイリスクにある者を重症度の観点から適切にスクリーニングするための手法について検討する。

　検討にあたり，本章ではうつ病アナログ群に着目する。アナログとは，「等価な」，「類似した」という意味である（杉浦，2009）。うつ病においては，うつ病の診断はなされていない（つまり，臨床群ではない）が，うつ病のスクリーニング・テスト等によりカットオフ値以上の抑うつ状態にあると判断できるものが，アナログ群として位置づけられる。うつ病におけるアナログ群という概念は，うつ病の診断がある者と，診断はないが一定以上の抑うつ状態にある者には質的な断崖があるわけではなく，一連の連続線状に置かれているとする，スペクトラムモデルの考え方が基盤となっている。臨床心理学や異常心理学においては，このようなアナログ群を対象として，これまで疾病の発生機序に関する検討や予防のための介入研究などを行い，エビデンスが積み重ねられてきた（丹野，2001）。

　アナログ群を対象とした研究は，まずアナログ群を定義，抽出することから始めるが，多くの場合，スクリーニング・テストに用いられる尺度を使用することが多い。うつ病に関して言えば，うつ病のスクリーニング・テストのカットオフ値以上にある者を操作的にアナログ群として抽出している。しかしながらここにはうつ病スクリーニング・テストの精度についての問題が絡む。先述したように，うつ病のスクリーニング・テストの精度については，Thombs et al.（2011）が過大評価されている可能性を指摘しており，うつ病スクリーニング・テストに設けられているカットオフ値によって，うつ病アナログ群として抽出された者は，うつ病と診断された者と本当に「類似した」の状態にあるのか，という疑問が残る。本章では，うつ病のスクリーニング・テストにおけるカットオフ値について検討を行うにあたり，従来のカットオフ値を用いて抽出された者が，本当にうつ病と診断された臨床群と「類似した」特徴を有しているのかについて検討を行う。なお，ツールには，うつ病のスクリーニング・テストとして頻繁に用いられているベック抑うつ質問票（BDI-II）を使用する。

　本章の目的について以下に述べる。まず，本章では，うつ病アナログ群を

「抑うつ重症度が健常範囲にある者には類似せず,かつ,うつ病罹患者と類似した抑うつ状態にある非臨床群」と定義する。この定義に沿う非臨床群をうつ病アナログ群として抽出し,抑うつ尺度を用いてその特徴を明らかにすることを第一の目的とする。第二に,健常者とうつ病罹患者の連続性の中でうつ病アナログ群の位置づけについて考察する。これらの検討は,うつ病の発症に関する心理的なメカニズムを明らかにする一助となり,うつ病の早期発見や予防,適切な治療・支援に寄与することが可能になると考えられる。

2 方　法

［1］対象者

うつ病罹患者 31 名（男性 12 名・女性 19 名；平均年齢 48.4 歳（$SD=12.4$）,23-74 歳）。大学生 108 名（男性 77 名・女性 31 名；平均年齢 19.0 歳（$SD=1.8$）,18-25 歳）。うつ病罹患者については,アメリカ精神医学会の精神疾患の診断・統計マニュアル第 4 版テキスト改訂版（Text Revision of the Diagnostic and Statistical Manual of Mental Disorders, Fourth Edition: DSM-IV-TR）[13] の大うつ病性障害の診断基準を満たした者で,精神科医による臨床診断面接および,精神疾患簡易構造化面接法（Mini-International Neuropsychiatric Interview: MINI）によって大うつ病性障害であると診断された者である。なお,対象としたうつ病罹患者は,他の精神疾患には罹患しておらず,大うつ病性障害によって入院している者である。

［2］使用尺度

小嶋・古川（2003）が作成した Beck Depression Inventory Second Edition（BDI-II）日本語版を使用した。BDI-II は,罪責感,喜びの消失,自殺念慮,睡眠習慣の変化などのうつ病の諸症状について問う自記式の質問紙尺度である。全 21 項目,4 件法（0‐3 点）で構成され,合計得点を算出することで回答者の抑うつ重症度を判断することができる。

---

[13] 本調査の実施時には,まだ DSM-5（表 1-2）が刊行されていなかったため,DSM-IV-TR の診断基準（表 1-1）を使用している。

[3] 手続き

1) うつ病罹患者

A大学医学部附属病院の協力のもと，A大学医学部附属病院精神科に入院中であり，精神科医によって大うつ病性障害と診断された者にBDI-IIを実施した。なお，本章における研究の実施にあたり，A大学医学部附属病院の倫理委員会にて承認を得た。

2) 大学生

A大学の講義の担当教員の許可を得て，講義の最後に質問紙を実施した。なお，フェイスシートならびに口頭にて回答に協力するか否かは自由であること，回収したデータは統計処理の後，適正に管理すること，調査時点で精神疾患に罹患している者や，気分がすぐれない者は調査に協力する必要はないことを伝え，了承が得られた対象者に対してのみ調査を実施した。

[4] 統計処理

統計処理には，IBM SPSS Statistics 19 ならびに R (ver2.15) を使用した。

3 結　果

[1] 対象者の抑うつ重症度

BDI-IIの合計得点に対して小嶋・古川 (2003) に基づき，対象者を健常 (0-13点)，軽症 (14-19点)，中等症 (20-28点)，重症 (29点以上) の4段階に分類した。その結果，大学生108名のうち，健常と判断される者は56名，軽症が25名，中等症が23名，重症が4名となった。またうつ病罹患者31名については，健常と判断される者は0名，軽症が7名，中等症が9名，重症が15名であった。以降，大学生を非臨床群と呼称する。

[2] うつ病アナログ群の抽出

本章では，抑うつ重症度が健常の範囲にある者には類似せず，うつ病罹患者に類似した抑うつ状態を持つ非臨床群 (以降うつ病アナログ群とする) を抽出

表 3-1 各クラスターに分類された対象者の内訳

対象者属性	重症度	非抑うつクラスター	抑うつクラスター
非臨床群	健常	56 (100%)	0 (0%)
	軽症	25 (100%)	0 (0%)
	中等症	12 (52%)	11 (48%)
	重症	0 (0%)	4 (100%)
うつ病罹患者	軽症	7 (100%)	0 (0%)
	中等症	2 (22%)	7 (78%)
	重症	0 (0%)	15 (100%)

注）単位は人（カッコ内は，各重症度における人数の割合）

するために，同様の研究を行っている Cox, Enns, & Larsen（2001）の手法を参考にし，対象者139名の BDI-II 項目得点に対し k-means クラスター分析を行った。k-means クラスター分析は非階層的クラスタリングとも呼ばれ，各個体のクラスターへの割り当てと代表点の再計算を交互に繰り返すことにより，最適解の探索を行うものである。本章においても，Cox et al.（2001）が対象者を「非抑うつクラスター」と「抑うつクラスター」に分類したことにならい，クラスター数を2に設定して分析を行った。

その結果を表 3-1 に示す。クラスター1に分類されたのは計102名であり，非臨床群のうち，抑うつ状態が健常であった者56名（100%），軽症であった者25名（100%），中等症であった者12名（52%）であった。また，うつ病罹患者の中で軽症の範囲にあった者7名（100%），中等症の範囲にあった者2名（22%）もクラスター1に分類された。クラスター1の構成員の多くが健常と軽症の範囲にあり，抑うつ重症度が低いと考えられることから，クラスター1を非抑うつクラスターとした。

一方，クラスター2に分類されたのは計37名であった。構成としては，非臨床群の中で抑うつ状態が中等症であった者11名（48%），重症であった者4名（100%）であった。また，うつ病罹患者の中で中等症であった者7名（78%），重症であった者15名（100%）もクラスター2に分類された。クラスター2の構成員のすべてが中等症と重症の範囲にあり，抑うつ重症度が高いと考えられること，加えて本章における研究で対象としたうつ病罹患者の71%

表 3-2　中等症の範囲において非抑うつクラスターおよび抑うつクラスターに分類された者

	BDI-II 合計得点	非抑うつクラスター	抑うつクラスター
中等症	20 点	2	0
	21 点	6	0
	22 点	3	0
	23 点	0	2
	24 点	1	0
	25 点	0	1
	26 点	0	3
	27 点	0	3
	28 点	0	2

注）単位は人

がこちらに分類されていたことから，クラスター2を抑うつクラスターとした。

　非臨床群で，抑うつ状態が軽症から重症にあった対象者52名のうち，37名（71％）が非抑うつクラスターへ分類され，残り15名（29％）が抑うつクラスターへと分類される結果となった。なお，非抑うつクラスターに分類された37名のBDI-IIの合計得点の平均は17.84点，抑うつクラスターに分類された15名のBDI-IIの合計得点の平均は27.87点であった。

　また表3-1より，中等症の範囲にある非臨床群は，抑うつクラスターに分類される者と，非抑うつクラスターに分類される者が混在していたため，BDI-IIの合計得点ごとに，対象者の分類状況を表3-2に示した。その結果，単純に合計得点が高い者が，抑うつクラスターへ分類されているわけではなかった（例えば合計得点が23点の者は抑うつクラスターへ分類される一方で，24点の者は非抑うつクラスターへ分類されるという結果を得た）。

　以上の結果から，本章における研究では，抑うつ重症度が健常の範囲にある者とは類似せず，うつ病罹患者に類似した抑うつ状態を持つ非臨床群という条件を満たした者である抑うつクラスターへ分類された非臨床群15名をうつ病アナログ群，非抑うつクラスターへ分類された非臨床群93名のうち，BDI-IIにおいて健常の範囲にあった56名を除いた37名を非うつ病アナログ群とした。なお本章の対象者におけるうつ病アナログ群と非うつ病アナログ群の位置づけ

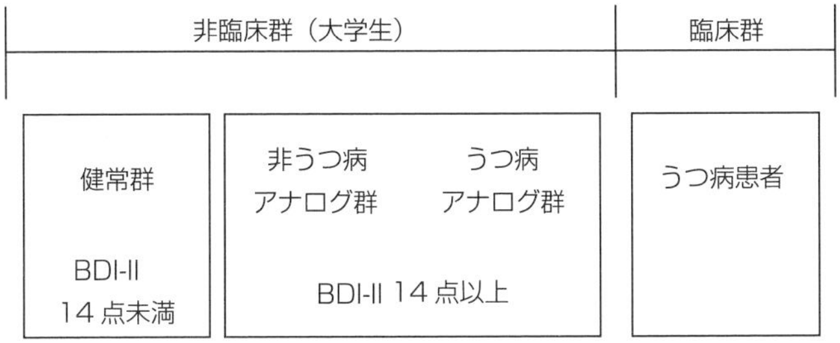

3 結　果　69

```
┌─────────────────────────────────┬──────────┐
│       非臨床群（大学生）          │  臨床群   │
├───────┬─────────────────────────┼──────────┤
│ 健常群 │ 非うつ病    うつ病       │うつ病患者 │
│       │ アナログ群  アナログ群    │          │
│ BDI-II │                         │          │
│14点未満│   BDI-II 14点以上        │          │
└───────┴─────────────────────────┴──────────┘
```

図 3-1　本章におけるアナログ群の位置づけ（杉浦（2009）を参考に作成）

を図 3-1 に示す。

[3] うつ病アナログ群の特徴

上述したうつ病アナログ群の特徴を検討するために，うつ病アナログ群と非うつ病アナログ群との違いについて検討した。具体的には，BDI-II の全 21 項目について t 検定を行うとともに，効果量 r を算出した（表 3-3）。効果量の指標にはいくつかあり，中でも Cohen's d は代表的なものであるが，d の値は理論的に上限と下限が無制限であるため解釈が容易でないという問題がある。一方 r の値は 0-1 の範囲で収まり，直感的に理解しやすいため，本章では r について求めることとした。なお，t 検定において多重検定によるタイプ 1 エラーを回避するために，False Discovery Rate（FDR）による調整を行い，p 値に相当する q 値を求め，それに対して有意差の検討を行った。

結果として両群に有意な差がみられたものは，自殺念慮 $t(16.85) = -3.08$，興味喪失 $t(50) = -3.74$，決断力低下 $t(50) = -3.13$，活力喪失 $t(50) = -2.83$，易刺激性 $t(50) = -3.07$，集中困難 $t(50) = -3.59$，睡眠習慣の変化 $t(50) = -2.62$，食欲の変化 $t(50) = -2.87$ の 8 項目であった。なお，悲しさ，悲観，過去の失敗，喜びの消失，罪責感，被罰感，自己嫌悪，自己批判，落涙，激越，無価値感[14]，疲労感，性欲減退については，有意な差はみられなかった。

14　抑うつ症状のひとつである「無価値感」は，BDI-II では「無価値観」となっているが，DSM-IV-TR では「無価値感」となっている。本調査では，診断基準である DSM-IV-TR に従い，「無価値感」の方が適当であると判断し，以降「無価値感」とした。

表 3-3　うつ病アナログ群と非うつ病アナログ群における BDI-II 項目得点

No	項目	非うつ病アナログ群 M ($n=37$)	うつ病アナログ群 M ($n=15$)	t 値	q 値	効果量 (r)
1	悲しさ	1.05	1.40	ns	0.12	.22
2	悲観	1.24	1.20	ns	0.84	.03
3	過去の失敗	1.32	1.60	ns	0.36	.16
4	喜びの消失	0.68	1.27	ns	0.12	.32
5	罪責感	0.84	1.00	ns	0.55	.10
6	被罰感	0.49	0.87	ns	0.27	.21
7	自己嫌悪	1.19	1.60	ns	0.26	.21
8	自己批判	1.08	1.27	ns	0.46	.11
9	自殺念慮	0.41	1.33	−3.08	0.04*	.60
10	落涙	0.62	1.07	ns	0.12	.29
11	激越	0.54	1.00	ns	0.12	.28
12	興味喪失	0.67	1.47	−3.74	0.04*	.47
13	決断力低下	0.41	1.07	−3.13	0.04*	.41
14	無価値感	1.03	1.60	ns	0.05	.30
15	活力喪失	0.89	1.40	−2.83	0.04*	.37
16	易刺激性	0.62	1.40	−3.07	0.04*	.40
17	集中困難	1.16	2.00	−3.59	0.04*	.45
18	疲労感	1.00	1.27	ns	0.36	.17
19	性欲減退	0.78	1.07	ns	0.36	.16
20	睡眠習慣の変化	1.11	1.73	−2.62	0.04*	.35
21	食欲の変化	0.70	1.27	−2.87	0.04*	.38

*$q<.05$

　算出した各項目の効果量は表 3-3 のとおりである。Cohen (1988) は効果量 r の目安として，.10 以上 .30 未満のものは効果量（小），.30 以上 .50 未満のものは効果量（中），.50 以上のものは効果量（大）としている。本章ではこれに従い効果量の大きさについての判断を行った。

　効果量が大きな項目は自殺念慮のみであり，中程度の効果量のものは喜びの

消失，興味喪失，決断力低下，無価値感，活力喪失，易刺激性，集中困難，睡眠習慣の変化，食欲の変化の9項目であった。また効果量が小さな項目は悲しさ，過去の失敗，罪責感，被罰感，自己嫌悪，自己批判，落涙，激越，疲労感，性欲減退の10項目であった。

4 考 察

本章の目的は，うつ病のスクリーニング・テストとして用いられるBDI-IIのカットオフ値の問題点について検討を行うことであった。そのために本章では，うつ病アナログ群に着目し，その特徴について，非うつ病アナログ群とうつ病アナログ群の違いから精査した。

[1] うつ病アナログ群と非うつ病アナログ群の抽出

k-meansクラスター分析の結果，非臨床群でBDI-IIを用いて抑うつ状態が軽症から重症にあると判断された対象者は，健常群との類似性が高い一群（非抑うつクラスター）と，重症度の高いうつ病罹患者との類似性が高い一群（抑うつクラスター）に分類されることが明らかになった。まず，この点により，BDI-IIのカットオフ値である14点を用いて対象者を抽出した場合，うつ病のリスクがある者として判断するには疑問がある者が含まれていることが明らかになったと言える。

「非抑うつクラスター」と「抑うつクラスター」に分類された者について，その内訳をBDI-IIが設定する抑うつ重症度からみたところ，非臨床群の中で軽症の範囲にあったすべての者が非抑うつクラスターに分類され，非臨床群の中で重症の範囲にあったすべての者が抑うつクラスターに分類された。しかし，非臨床群の中で中等症の範囲にあった者については，半数の12名が非抑うつクラスターへ分類され，残り11名が抑うつクラスターへと分類される結果となった。したがって，うつ病アナログ群は，抑うつ状態が中等症および重症の非臨床群であることが明らかになった。Cox et al. (2001) は，BDIの合計得点が21点以上の非臨床群がうつ病罹患者のプロフィールと非常に近いという結果を示している。BDIにおける抑うつ重症度の指標から考えると，これは

中等症の範囲から一定以上の得点を示す者について，健常群とは類似せず，かつうつ病罹患者との類似性が認められるということであり，BDI-II を用いた本章における検討によって得られた結果も，これに類似したものとなった。

　以上の点により，BDI-II のカットオフ値である 14 点を用いてスクリーニングを行い，抽出された者の抑うつ状態は，うつ病罹患者の抑うつ状態とは類似しない傾向にあることが明らかになった。むしろ類似している傾向にあったのは BDI-II の合計得点が 23 点以上の者であり，BDI-II で判断できるところの「中等症」の抑うつ状態にある者の抑うつ状態は，うつ病罹患者の「アナログ」であり，うつ病のリスクがある者として判断できる可能性が示唆された。ただし本章において，中等症の非臨床群については，重症度の高いうつ病群と類似性を持つ者とそうでない者とが混在している状態にあった。加えて，表 3-2 で示したように，中等症の範囲において，BDI-II の合計得点が高い者が重症度の高いうつ病罹患者と類似するわけではないことも明らかになっている。この点については，本章では少数例のみを抽出したにすぎないため，今後さらに検討を行う必要があると言える。

　なお，k-means クラスター分析によって，うつ病罹患者の中で軽症の範囲にあったすべての者が非抑うつクラスターに分類されるという結果となった。この点について，本章において対象としたうつ病罹患者は，調査時点で精神科にて入院治療を受けており，治療における時間の経過によって症状がある程度寛解している者もいると考えられる。加えて，BDI-II の感度および特異度を考慮したとき，医師は疾患ありと判断したが，尺度では疾患なしと判断されるケース（偽陰性）もありうる。本章における結果は，そうした尺度上の限界点が影響している可能性も考えられる。したがって，軽症の範囲にあったうつ病罹患者が非抑うつクラスターへ分類されたとはいえ，その結果だけで単純に健常者と類似していると判断することはできない。

　上記のような問題点はあるが，本章の結果から，既存の BDI-II のカットオフ値（14 点）のみを用いたアナログ群の抽出には問題があることが再度確認された。アナログ群の抽出に既存のカットオフ値のみを使用すると，軽症の抑うつ状態にある非臨床群をアナログ群として抽出することになる。本章の結果から，軽症の抑うつ状態にある非臨床群は，健常群との類似性が高いことが明

らかになっているため，既存のカットオフ値を用いたアナログ群の抽出では，うつ病罹患者の抑うつ状態に類似しない対象者をアナログ群として抽出する危険性があることが示唆された。抑うつの連続性を仮定するなかで，アナログ群を抽出するためには，尺度に設けられているカットオフ値に加え，クラスター分析などの統計手法や，DSM-IV-TR に設けられている機能の全体的評定尺度（The Global Assessment of Functioning Scale: GAF-Scale）[15] を医師などの専門家が評定するなど，複数の指標を用いることで精度を上げる必要があるだろう。

[2] 症状別からみたうつ病アナログ群と非うつ病アナログ群の特徴

　上述のように，非臨床群の中には，重症度の高いうつ病罹患者の抑うつ症状と類似性を持つ者（うつ病アナログ群）と，そうでない者（非うつ病アナログ群）とがいることが確認された。そこで，それらの間にある違いについて精査するために，各抑うつ症状の現れ方にどのような差異がみられるかを検討した。以下症状別に得られた結果について考察していく。

　t 検定および効果量を算出した結果から，両群において症状の程度に明確な差がみられたものは，自殺念慮であった。自殺念慮は，自身に対する無価値感や，日常生活を送るうえで障害となるレベルの抑うつ症状が長期にわたって継続するために出現しやすくなるものであると考えられる。非臨床群といえども，自殺念慮についての反応がみられる者には，重症度の高いうつ病罹患者との類似性がみられたことから，異常なレベルの抑うつ症状を抱えている可能性が示唆されたと言える。

　次に有意差があった症状の中で効果量が中程度であったものは，興味喪失，決断力低下，活力喪失，易刺激性，集中困難，睡眠習慣の変化，食欲の変化であった。興味喪失については，日々の生活において趣味活動などを以前と同様に継続できているかについて問うものであり，DSM などの操作的診断基準では，うつ病診断の中核的な症状として扱われている。Cox, Enns, Borger & Parker（1999）では，健常群とうつ病罹患者において最も差がみられた項目

15　GAF-Scale は，DSM-IV-TR までの多軸診断において第 5 軸として採用されていたが，DSM-5 では採用されていない。

が，快感情を得られないというアンヘドニア傾向に関するものであった。本章の結果も，Cox et al. (1999) の結果と一致するものである。これまで，非臨床群のアンヘドニア傾向についてはあまり注目されてこなかったが，重症度の高いうつ病罹患者との共通性が高い群にはそうした特徴がみられたことから，今後注目していくことが必要となるであろう。

　決断力低下や活力喪失，易刺激性，集中困難は日常生活，特に勉学や仕事などの作業を行う際に問題となる症状群である。これらの症状が出現することによって，仕事や学校，家庭などでミスが増加し，過度に無価値感が増加する可能性が示唆される。日常生活に支障が出る可能性があるこれらの症状が出現していれば，非臨床群においても疾病としての抑うつ状態にある可能性について考慮すべきであろう。また同時に睡眠習慣の変化や食欲の変化は体調悪化に直接的に結びつくため，これらの変化が現れた時には精神疾患の兆しと捉えることも可能であろう。なお，この二つの症状は，自身の不調について気づく例として最も分かりやすいため，このような症状を理由として内科へ受診し，それによって初めてうつ病であると診断されるケースも少なくない（三木，2002）。

　以上，うつ病アナログ群と非うつ病アナログ群において差がみられた症状について述べてきたが，これら8つの症状については，その多くが症状の出現によって日常生活を営むうえで支障が出るものであったことに特徴がある。下山（1998）は，正常と異常を分ける基準の一つとして「適応的基準」を挙げている。適応的基準とは，ある人が所属する社会や集団に適応し，参加できている状態を正常，社会的活動ができていない，不適応な状態を異常とするものである。医療機関や臨床心理の専門家のところへ行く場合の判断のほとんどが，この基準によるものであるとされる。DSM-IV-TR においても，抑うつ症候群によって日常生活がどの程度阻害されているかを判断する，機能の全体的評定尺度（GAF-Scale）が設けられており，「大うつ病性エピソード」の基準を満たすだけでなく，抑うつ症状によって社会的もしくは職業的に機能の障害が生じていることが，診断において重要となる。本章で見出された8つの症状群は，そうした適応的基準や GAF-Scale の観点からみれば，自身にとってまた周囲の人にとって異常状態の端緒と捉えられるものであり，非臨床群といえども，

現れている症状を軽くみるべきではないと言えるだろう。以上を踏まえ，本章で差のみられた症状群については，疾病としての抑うつ状態の中核をしめる重要な指標になり得る可能性があるため，今後さらに精査していく必要があると考えられる。

　一方で両群に差の出なかった症状群は，悲しさ，自己嫌悪など，一般的には抑うつ気分と称されるものであった。抑うつ気分は，うつ病診断の中でも中核的な症状の一つであるが，あくまでも認知的な側面にとどまるため，ネガティブな認知の強度だけでは，疾病と判断することが困難であると推察される。また，疲労感や性欲減退については，うつ病に特徴的な症状というわけではないため，有意な差が得られなかったものと考えられる。

　以上のように，うつ病アナログ群と非うつ病アナログ群の異同としては，自殺念慮や興味喪失，決断力低下，睡眠習慣の変化，食欲の変化などの8つの症状群について，その表れ方が異なることが明らかになった。また悲しさや自己嫌悪などのいわゆる抑うつ気分や，疲労感や性欲減退については，両群において症状の現れ方に大きな違いはないことが明らかになった。

[3] うつ病アナログ群の位置づけ

　最後に本章の限界点とともに，うつ病アナログ群の位置づけについて述べる。わが国では精神科へのスティグマなどにより，うつ病罹患者の受診率が他国と比較しても低いことが指摘されている（川上，2007）。しかしながら本章で対象としたうつ病罹患者は，本人が精神科や心療内科への受診行動を起こし，精神科病棟へ入院となった者である。これらのことを踏まえれば，本章で対象としたうつ病罹患者が，多様な背景を持つうつ病罹患者の全体を代表するような対象者であるとは言いがたい。したがって本章で得られた結果について，知見適応の拡大については，留意すべきである。

　また対象とした大学生についても留意すべき点がある。大学生の対象者には，精神疾患に罹患している者や，気分のすぐれない者については調査協力の必要がないことを伝え，そのうえで調査を行った。しかしながら対象者の中には，実際には診断がついていないだけでうつ病に罹患している者がいる可能性も否定できない。本章では，対象者が大学の講義へ出席できているという点から，

うつ病診断の必須事項である機能障害は起こしていないと考え，非臨床群として扱ったが，今後は大学生の抑うつ重症度について，非臨床群として扱う際には，抑うつ尺度以外の項目などを用いて，よりセンシティブに扱う必要があるだろう。

　さらに本章での検討は，抑うつ尺度を用いた一時点での調査であるため，時間の経過についての評価が捨象されてしまっている。本章では，アナログ群の抽出に際して，BDI-II のカットオフ値だけに頼った抽出法の問題点を指摘し，クラスター分析を加えることで，うつ病罹患者と類似した抑うつ状態にある者を適切に抽出するための試みを行っている。本章の試みによって，うつ病アナログ群の抽出に関しては一定の精度が担保されたと考えられるが，さらに改善できる点がある。それは，抑うつの測定回数についてである。うつ病や抑うつ状態は，時間の経過とともにその病態が変化しやすい。そのために，うつ病アナログ群の抽出においても抑うつ尺度を 2 回以上測定するなどの測定上の工夫が必要になってくるものと考えられる。したがって，今後はうつ病アナログ群抽出の手法をさらに精緻に行い，非うつ病アナログ群からうつ病アナログ群への変遷や，うつ病アナログ群からうつ病罹患者への変遷について検討を行うことが求められるだろう。

第4章

大学生における多様なうつの
スクリーニングの試み

1　大学生の抑うつ状態におけるメランコリー親和型と非メランコリー親和型：SDSを援用したスクリーニングの試み[16]

［1］問題と目的

　本調査では，近年のうつ病の若年化とそれに伴って報告される多様な病態を踏まえ，メランコリー親和型のうつ病の特徴を示すタイプと，樽味・神庭（2005）のディスチミア親和型に代表されるような非メランコリー親和型のうつ病の特徴を示すタイプの双方をアセスメント可能にするための知見を得ることを目的とした。そのためのアプローチ方法として，本調査では，症状別アプローチと潜在クラス分析を用いる。

　症状別アプローチは，うつ病という疾患単位ではなく，うつ病の各症状，つまり抑うつ気分や，倦怠感，焦燥感などを分析の単位とみなすアプローチである（杉浦，2009）。Persons（1986）は，症状別アプローチをとることによって，「①誤診の危険性が少なくなる，②疾患別アプローチでは見過ごされる重要な現症について研究できる，③メカニズムに関する理論につながる，④精神病理の要素を個別に研究できる，⑤患者と健常者における，現象やメカニズムの連続性について扱うことができる，⑥診断基準の改善につながる」の6点をメリットとして挙げている。従来，使用されているスクリーニング尺度は，う

---

[16] 本節は，下記の論文を日本語に翻訳，加筆・修正を行ったものである。
　Kawamoto, S., & Kosugi, K. (2010). Classifying depression in university students by using the latent structure model. 山口大学教育学部論叢, *60*, 109-114.

表 4-1　メランコリー親和型と非メランコリー親和型の症状的特徴

メランコリー親和型（樽味，2005; American Psychiatric Association, 2000)	非メランコリー親和型（樽味・神庭，2005; 松浪・山下，1991)
興味・喜びの消失，快刺激への反応消失が必須症状。その他に，異質な気分や早朝覚醒，朝方の症状悪化，著しい制止，明らかな食欲不振，体重減少，過度・不適切な罪責感，焦燥と抑制，疲弊，完遂しかねない熟慮した自殺企図。	不全感と倦怠，回避傾向と他罰的感情，衝動的な自傷とその一方で軽やかな自殺企図，当惑ないし困惑，制止，身体的不定愁訴，趣味などの快を求める私的活動領域を持っている，罪責感の表明は少ない。

つ病の症状がどの程度表れているのかをリッカート形式で問うものが多い。こうした尺度項目は，うつ病に関わる症状群から構成されていることから，これを援用すれば，症状別アプローチをとることが可能になる。本調査では，Okumura, Sakamoto, Tomoda, Kijima (2009) を参考にし，SDS の各項目を DSM-IV-TR のうつ病の診断基準で用いられる症状ごとに症状カテゴリーを作成し，これを用いて症状別アプローチを行う。

　潜在クラス分析は，観測変数ならびに潜在変数の両者を質的変数とするモデルである。名義尺度や順序尺度などの質的な変数に対する異なる反応パターンを潜在クラスとして抽出する。ここで抽出された各潜在クラスはそれぞれに独立関係にあるとされる。また個人間の差は各潜在クラス間への所属確率として示される（永吉，2012）。このように潜在クラス分析は，個人を異質な集団に分類することが可能であり，精神疾患のサブタイプを抽出するのに有効な手法であるとされている（Muthén & Muthén, 2000）。本調査では，うつ病のサブタイプとして，メランコリー親和型と非メランコリー親和型を扱っていることから，潜在クラス分析によって，これら 2 つのタイプを抽出することを目指した。

　なお，メランコリー親和型と非メランコリー親和型について，症状的な特徴を用いてアセスメントを試みるために，双方の症状的特徴について以下のとおりまとめた（表 4-1）。本調査では，これらの症状的特徴に基づき，潜在クラス分析によって得られた各クラスの特徴について検討を行った。

[2] 方　法
1）調査協力者
うつ病診断のない大学生 129 名（男性 76 名，女性 53 名）。平均年齢 19.11 歳（18-25 歳，$SD=1.22$）。

2）心理尺度
ツァンうつ病自己評価尺度（Zung Self-rating Depression Scale: SDS; Zung, 1965; 福田・小林（訳），1973）

3）統計解析
R（ver2.10.1）を使用した。また分析には mclust（ver3.4.6）ならびに psych（ver1.0-78）を使用した。

4）倫理的配慮
調査の参加については，①強制ではなく，あくまでも自由意志によるものであること，②気分が悪くなった場合には回答途中であっても，途中で回答を辞退することが可能であること，③得られた回答については，統計処理を行い，個人が特定されないよう配慮することについて，質問紙実施前に口頭およびフェイスシートにて説明を行った。また，希望者には，結果についてフィードバックを行う旨を伝えた。

[3] 結　果
1）潜在クラス分析
SDS に対する回答パターンに基づき，協力者間の抑うつ状態に異質性があると仮定して，潜在クラス分析を行った。分析には R およびパッケージ mclust（ver3.4.6）を用いた。mclust を用いて潜在クラス分析を行う際，クラス数決定に関しては，BIC（Bayesian Information Criterion）値が最も大きいモデルを採用するのが良いとされている（新納，2007）。従って，潜在クラス分析の結果推定された各クラス数における BIC 値のプロット（図 4-1）より最も適切なクラス数は 4 であると判断した。

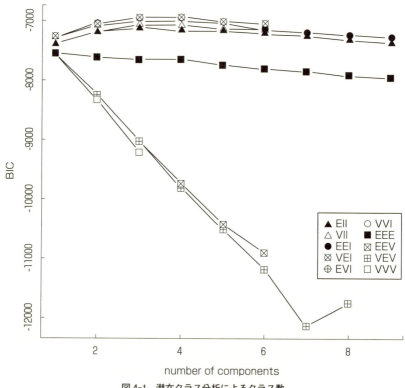

図 4-1 潜在クラス分析によるクラス数

2) 分散分析

　症状別アプローチを用いて検討を行うために, Okumura et al. (2009) を参考に, DSM-IV-TR に基づいて SDS の各項目を表 4-2 のとおり 5 つの症状のカテゴリーに分類した。この 5 つのカテゴリーごとに合計得点を算出し, それを下位尺度得点とした。また, SDS の合計得点も算出した。

　各クラスの特徴を検討するために, 得られた 4 クラスを独立変数, 各下位尺度ならびに SDS 合計得点を従属変数とした一元配置分散分析を行った。その結果,「抑うつ気分」および「興味・関心の減退」,「睡眠問題と易疲労感」,「精神運動抑制」,「SDS 合計得点」において有意な群間差がみられた(「抑うつ気分」; $F(3, 125) = 27.01$, $p < .01$,「興味・関心の減退」; $F(3, 125) =$

表4-2 SDS 各項目のカテゴリー化（Okumura et al., 2009 と DSM-IV-TR から作成）

カテゴリー	SDS の各項目
1．抑うつ気分	「項目1：気が沈んで憂うつだ」，「項目3：泣いたり，泣きたくなる」，「項目17：役に立つ，働ける人間だと思う（逆転項目）」
2．興味・関心の減退	「項目6：性欲がある（逆転項目）」，「項目18：生活は，かなり充実している（逆転項目）」
3．睡眠問題と易疲労感	「項目4：夜，よく眠れない」，「項目10：なんとなく疲れる」
4．精神運動抑制	「項目9：ふだんよりも動悸がする」「項目12：いつもと変わりなく仕事をやれる（逆転項目）」「項目13：落ち着かず，じっとしていられない」
5．食事と体重の変化	「項目5：食欲はふつうだ（逆転項目）」「項目7：やせてきたことに気づく」

表4-3 分散分析の結果

	クラス1 (n=50)	クラス2 (n=31)	クラス3 (n=39)	クラス4 (n=9)	多重分析
1．抑うつ気分	4.32(0.89)	6.16(1.24)	5.56(1.21)	7.33(1.94)	4>2, 3>1
2．興味・関心の減退	5.00(1.18)	4.55(1.09)	6.59(1.16)	4.33(0.50)	3>1>2, 4
3．睡眠問題と易疲労感	3.22(0.82)	4.29(1.23)	3.67(1.40)	6.11(1.36)	4>2, 3>1
4．精神運動抑制	5.46(1.09)	5.10(1.08)	6.36(1.39)	7.00(2.00)	4, 3>1, 2
5．食事と体重の変化	4.82(1.19)	4.81(1.01)	5.36(1.55)	4.56(1.13)	—
SDS 合計得点	36.30(3.67)	38.55(3.73)	46.05(4.16)	45.33(3.71)	3, 4>1, 2

25.25, $p<.01$, 「睡眠問題と易疲労感」; $F(3, 125)=18.05$, $p<.01$, 「精神運動抑制」; $F(3, 125)=9.67$, $p<.01$, 「SDS 合計得点」; $F(3, 125)=54.42$, $p<.01$ ため，この5つに対して Tukey 法による多重比較を行った（表4-3）。各クラスにおける SDS の合計得点ならびに分散分析の結果から，各クラスの差異を検討した。

まず，クラス1は，SDS の合計得点が最も低く，福田・小林（1973）で定めるカットオフ値から判断すると，健常な大学生がカテゴリーされたグループであると推察される。各症状カテゴリーからみても「興味・関心の減退」がやや高い値を示しているが，「抑うつ気分」と「睡眠問題と易疲労感」が他のク

ラスと比較して最も低い得点であるところからみても，抑うつ状態の傾向は見受けられなかった。なお，クラス1には，本調査の協力者の39％が該当していた。

　次いでクラス2は，SDSの合計得点が4クラスの中でも2番目に低いクラスであり，福田・小林（1973）では健常と判断されるグループである。症状カテゴリーでみると，「抑うつ気分」「睡眠問題と易疲労感」が4クラス中2番目に高いことが特徴的である。以上の点から，クラス2は，うつ病のサブクリニカル群であると推察される。なお，クラス2には，本調査の協力者の24％が該当していた。

　クラス3は，SDSの合計得点が46.05と4クラス中で最も高いクラスである。症状カテゴリーでみると，「興味・関心の減退」と「精神運動抑制」が4クラスの中で高得点であることが特徴である。SDSの合計得点から，クラス3に該当する者は軽度のうつ状態にある可能性が考えられるとともに，各症状カテゴリーの得点をみると，「睡眠問題と易疲労感」の得点は低いものの，その他の症状については，全クラスの中で1，あるいは2番目に高い値を示しており，全体的にうつ病に関わる症状が表れていると考えられる。このような特徴から，クラス3については，従来型であるメランコリー親和型の特徴を持つ一群である可能性が示唆された。なお，クラス3については，本調査の協力者の30％が該当していた。

　最後にクラス4については，SDSの得点が45.33と4クラスの中で2番目に高いクラスである。この得点は，クラス3と同様に軽症の抑うつ状態であると判断されるものである。一方で各症状カテゴリーから特徴をみると，「抑うつ気分」および「睡眠問題と易疲労感」，「精神運動抑制」が4クラスの中で最も高い一方で，「興味・関心の減退」については，4クラスの中で最も低い得点であることが特徴的であった。以上の点から，クラス4は，非メランコリー親和型の可能性があるグループであると推察される。なお，クラス3については，本調査の協力者の7％が該当していた。

[4] 考　　察

　本調査では，うつ病のスクリーニング・テストの1つであるSDSを用いて，

従来の抑うつの重症度判断に加えて，うつ病のタイプとしてメランコリー親和型と非メランコリー親和型のアセスメントを可能にするための知見を得ることを目的とした。

まず，潜在クラス分析を行い，協力者の SDS への回答パターンをもとにクラス分けを行った。その結果，本調査の協力者が持つ抑うつ状態は，すべて均一のタイプではないことが明らかになった。潜在クラス分析によって，対象者間で異なるタイプの抑うつ状態が存在することが確認されたことから，SDS の各項目を Okumura et al.（2009）ならびに DSM-IV-TR に基づいて 5 つの症状カテゴリー作成し，これを用いて一元配置分散分析によって，潜在クラス各群の特徴を検討した。その結果，重症度では同じ軽度のうつ状態であると判断されたクラス 3 ならびにクラス 4 が，それぞれメランコリー親和型と非メランコリー親和型の特徴を有している可能性があることが考えられた。

これら一連の検討から，本調査によって，うつ病のタイプをアセスメントするための知見の 1 つを得ることができた。しかしながらその一方で臨床場面やコミュニティ内でのスクリーニング・テストとして実施するためにはいくつかの課題が残された。まず，1 つ目として，SDS の症状別カテゴリーの分類については，Okumura et al.（2009）と DSM-IV-TR を参考に，うつ病に関わる中核症状を中心に構成したが，この症状別カテゴリーの分類の妥当性については本調査では十分に検討することができなかった。この 5 つの症状カテゴリーが適切であったかどうかについて，今後検討を行っていく必要がある。例えば本調査では，メランコリー親和型うつ病と非メランコリー親和型うつ病をアセスメントする際には，うつ病の中核症状である「興味・関心の減退」の得点が 1 つのポイントとなり，この点において双方に差異がみられたことが証左となってアセスメントの可能性が見出されたと言える。しかしながら，樽味・神庭（2005）によれば，罪業感や焦燥，自殺関連行動などについても，双方の特徴を見分けることが可能とされていることから，これらの症状についてもアセスメントに使用できるよう検討することが求められよう。また，SDS における妥当性と信頼性が担保された症状カテゴリーの作成を進めていく必要があると考えられた。

2 つ目として，本調査は自記式うつ病スクリーニング・テストに対する反応

からメランコリー親和型か，非メランコリー親和型かを判断しようとしたものであり，その他の認知や行動形式，病前性格，支援者とのコミュニケーションの形態などを用いて分別可能かどうかについては検討できなかった。メランコリー親和型と非メランコリー親和型の両者ともに，当事者が表出するものは症状だけではない。樽味・神庭（2005）がまとめているように，臨床の現場では生き方や本人のパーソナリティに関わるようなものが当事者の苦しみとして語られることがある。本調査においては，そうした側面についての検討は不十分であったことから，今後はそうした症状以外の関連する特徴を用いたアセスメントのあり方について検討していくことが求められる。

3つ目としては，本調査のようなアプローチが，SDS以外の尺度においても可能かどうかについての検討ができなかった。SDSについては，質問項目がDSMやICDが定める診断基準に合致するように作成されていない。現場での応用を考えるうえでは，そうしたICDやDSMなどの診断基準に合致した尺度においても同様の取り組みが可能であるかどうかについて，検討することが求められるだろう。

2　大学生の抑うつ状態におけるメランコリー親和型と非メランコリー親和型：BDI-IIを援用したスクリーニングの試み[17]

[1] 問題と目的

本調査は，前節で報告したSDSにおけるうつ病のタイプのアセスメントの可能性について，前項で残された課題を踏まえ，他のうつ病のスクリーニング・テストにおいても同様の結果を得ることが可能かについての検討を行う。本調査では，SDS以外の尺度として，うつ病のスクリーニング・テストとして臨床現場において活用されているベック抑うつ尺度（BDI-II）の適用について検討する。また症状カテゴリーの分類に関しては，より妥当性が担保され

17　本節は，川本静香・小杉考司（2012）．ブートストラップ法を用いた抑うつ概念における類型論的アプローチ　立命館人間科学研究, 25, 109-113. をもとに新たなデータを用いて再分析し，内容を大幅に加筆・修正したものである。なお本節の一部は，川本静香（2011）．抑うつ尺度における因子構造の再検討　日本心理学会第75回大会発表論文集, 333. の内容に加筆・修正を行ったものである。

た分類を用いるべく，BDI-II に対して因子分析を行い，その因子構造を用いることとした。

BDI-II の因子構造について検討を行ったものに西山・坂井（2009）がある。西山・坂井（2009）では，BDI-II に対して，先行研究で検討されている Beck, Steer, & Brown（1996）の外来患者モデルと，Kojima, Furukawa, Takahashi, Kawai, Nagaya, & Tokudome（2002）の 2 因子モデルについて確認的因子分析を行った結果，Beck et al.（1996）の「身体的・感情的要素」と「認知的要素」の 2 因子からなる外来患者モデルが妥当であることを報告している。しかし，西山・坂井（2009）の分析では BDI-II の回答方式である 4 件法を連続変数とみなして確認的因子分析を行っているため，分析の精度に問題がある。また症状学的アプローチの観点からみても，2 因子構造では，うつ病に関連する症状について 2 つの側面のみしかアプローチができないため，この点についてもより適切な因子構造を探索的に検討していくことが必要である。そこで本調査では探索的因子分析ならびに確認的因子分析を用いて，因子構造の検討を行うこととした。加えて妥当性を担保するために，交差妥当性についても検討を行うこととした。なお，BDI-II をはじめとするうつ病のスクリーニング・テストに用いられる尺度について，うつ病罹患者群とうつ病アナログ群とでは抽出される因子構造が異なるという指摘がある（Golin & Harts, 1979）。これはうつ病アナログ群とうつ病罹患者群とで抑うつ状態の構造が異なることを示唆していると考えることもできるが，一方で Vredenburg et al.（1993）の指摘するように測定上の限界による可能性もあることから，一概にうつ病アナログ群とうつ病罹患者群とで抑うつ状態の構造が異なるとは言い切れない。本調査では抑うつの連続性，つまりうつ病アナログ群とうつ病罹患者群との間に質の違いはないという立場に立ち，うつ病罹患者群とうつ病アナログ群それぞれでの因子構造の検討は行わないものとした。

[2] 方　法

1）調査協力者

うつ病罹患者 42 名（男性 18 名，女性 24 名，平均年齢 49.43 歳（$SD=12.03$））[18]。

成人一般対象者 2076 名（男性 1,022 名，女性 1,054 名）。対象者の年齢層は，20 代 406 名，30 代 410 名，40 代 412 名，50 代 423 名，60 代 425 名であった。職業形態としては，常勤（正社員）789 名（38%），パート・アルバイト 275 名（13%），自営業 179 名（9%），派遣・契約社員 105 名（5%），専業主婦・主夫 454 名（22%），学生 77 名（4%），無職 168 名（8%），その他 29 名（1%）であった。

大学生 167 名（男性 70 名，女性 97 名，平均年齢 20.43 歳）。

2）手 続 き

うつ病罹患者については，A大学医学部附属病院の協力のもと，A大学医学部附属病院精神科に入院中であり，精神科医によって大うつ病性障害と診断された者に BDI-II を実施した。なお，本調査実施にあたり，A大学医学部附属病院の倫理委員会にて承認を得た。

3）使用尺度

小嶋・古川（2003）が作成したベック抑うつ尺度（Beck Depression Inventory second edition; BDI-II）日本語版（21 項目）を使用した。

4）統計処理

統計処理には M-Plus（ver6.1）および R（ver3.3.2）を用いた。

[3] 結　果

1）BDI-II 因子構造の検討

BDI-II の因子構造を検討するために，以下の手続きで分析を行った。まずはうつ病診断のある者を対象として，探索的カテゴリカル因子分析と確認的カテゴリカル因子分析による因子構造の検討を実施した。また同時に，精神科医によって構築されたうつ病の診断基準に基いた因子構造のモデルについても確認的因子分析の手法を用いて検討を行った。そして，探索的因子分析と確認的

18　このうつ病罹患者 42 名の中には，研究 3 の研究協力者が一部含まれている。

因子分析の結果の双方を用いて，症状アプローチに最適な因子構造のモデルを構築し，一般対象者2076名のデータを用いて，交差妥当性の検討を行った。

①**探索的カテゴリカル因子分析とその結果に基づく確認的因子分析**　うつ病診断のある者のBDI-IIの因子構造を検討するために，探索的カテゴリカル因子分析を行った。パラメータの推定には，WLSMV法を採用した。分析の結果，固有値の減衰状況および，累積寄与率から3因子が妥当であると判断し，Promax回転を行った（表4-4）。第1因子は，「悲しさ」および「過去の失敗」に高い負荷量を示し，「被罰感」「自己嫌悪」，「興味喪失」から構成されることから，「ネガティブ気分」因子と命名した。第2因子は，「疲労感」「集中力困難」「活力喪失」に高い負荷量を示し，その他にも「自殺念慮」など多くのうつ病症状から構成されるため，「抑うつ状態」因子と命名した。第3因子は，「睡眠習慣の変化」および「食欲の変化」から構成されるため，「睡眠・食欲の変化」因子と命名した。各因子間の相関は，第1因子と第2因子との間に.483と中程度の相関がみられた他は，各因子間において相関はみられなかった。

また，探索的カテゴリカル因子分析（表4-4）の結果をもとに，確認的カテゴリカル因子分析を行った。パラメータの推定には，WLSMV法を採用した。本モデルの適合度は，RMSEAが.072，CFIが.981，TLIが.978であった。適合度としてはRMSEAが不十分な値を示したが，CFIおよびTLIは十分な値を示した（図4-2）。

②**医学的モデルに基づいた確認的カテゴリカル因子分析**　A大学病院精神科の医師2名がBDI-IIの項目をDSM-IV-TRの大うつ病性障害の診断基準に基づいて症状別に分類したものを用いて，再度確認的因子分析を行った（図4-3）。なお，「性欲減退」「睡眠習慣の変化」および「食欲の変化」の3項目に関しては，精神科医2名がモデル中に含めなかったことから分析から除外した。パラメータの推定には，WLSMV法を採用した。その結果，本モデルの適合度は，RMSEAが.088，CFIが.973，TLIが.967であり，CFIおよびTLIは適合度として十分な値を示したが，RMSEAはやや不十分な値を示した。

表 4-4　BDI-II の探索的カテゴリカル因子分析結果

		因子1	因子2	因子3
BDI 1	悲しさ	.972	−.352	.234
BDI 3	過去の失敗	.868	−.044	.419
BDI 6	被罰感	.690	.322	.090
BDI 7	自己嫌悪	.654	.154	−.426
BDI 12	興味喪失	.546	.401	−.137
BDI 18	疲労感	−.088	1.034	.090
BDI 17	集中困難	−.032	.957	−.008
BDI 15	活力喪失	.011	.923	.156
BDI 13	決断力低下	.098	.886	−.106
BDI 9	自殺念慮	−.036	.869	.269
BDI 11	激越	−.051	.842	.293
BDI 4	喜びの消失	.232	.813	−.053
BDI 19	性欲減退	.020	.771	−.152
BDI 2	悲観	.339	.727	−.073
BDI 14	無価値感	−.274	.695	.186
BDI 8	自己批判	.295	.644	−.354
BDI 16	易刺激性	.230	.626	.211
BDI 10	落涙	.505	.559	−.101
BDI 5	罪責感	.426	.550	−.121
BDI 20	睡眠習慣の変化	.144	.165	.998
BDI 21	食欲の変化	.071	.043	.771
因子間相関	1	1.000		
	2	.483	1.000	
	3	−.153	.006	1.000

③修正版医学的モデルに基づいた確認的カテゴリカル因子分析　　医学的モデルに基づいたモデル（図4-3）では，適合度指標の一部が十分な値を示さなかったため，探索的カテゴリカル因子分析の結果（表4-4）を基に，修正版医学的モデルとして新しくモデルを構成した（図4-4）。パラメータの推定には

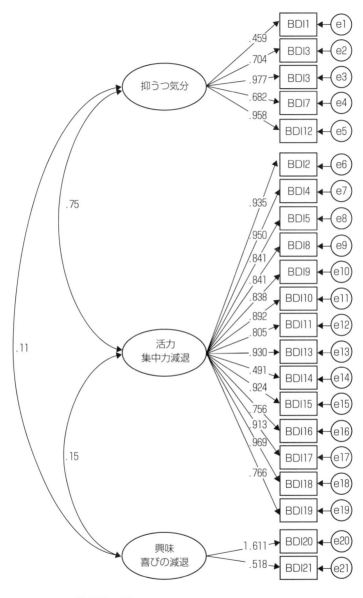

RMSEA=.072
CFI=.981
TLI=.978

図 4-2　BDI-II の確認的カテゴリカル因子分析結果

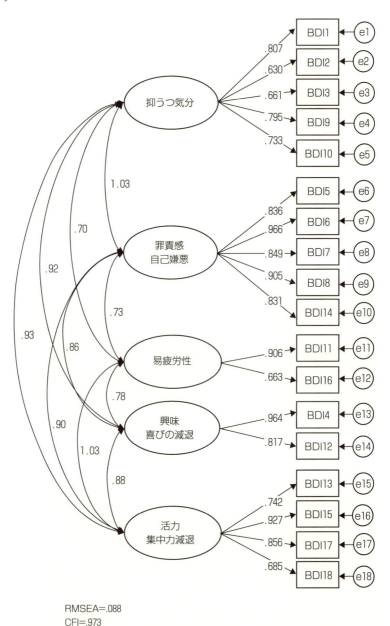

図 4-3　医学的モデルに基づいた BDI-II の確認的カテゴリカル因子分析結果

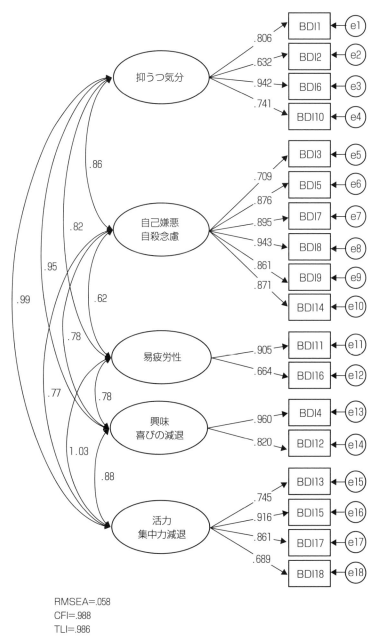

図 4-4 修正版医学的モデルに基づいた BDI-II の確認的カテゴリカル因子分析結果

WLSMV法を使用した。本モデルの適合度は，RMSEAが.058，CFIが.988，TLIが.986であり，適合度としては十分な値を示し，修正前のモデルよりもモデルとして優れていると判断できた。

④修正版医学的モデルの交差妥当性　修正版医学的モデル（図4-4）がうつ病罹患者以外にも適用可能かどうかを検討するために，成人一般対象者を対象とした交差妥当性を検討した（図4-5）。パラメータの推定にはWLSMV法を使用した。

本モデルの適合度は，RMSEAが.069，CFIが.969，TLIが.962となった。RMSEAは適合度としてやや不十分な値を示したが，その他の指標からモデルとして問題ないと判断できる。したがって，修正版医学的モデルの交差妥当性は確認されたと言える。

2）潜在クラス分析

対象者の異質性を仮定した分析を行うために，大学生167名のデータを用いて潜在クラス分析を行った。分析にはRおよびパッケージmclust（ver5.2）を用いた。潜在クラス分析の結果推定された各クラス数におけるBIC値のプロット（図4-6）より，最も適切なクラス数は4，モデルはVEIであると判断した。なお，図4-6中におけるEII，VII等は，混合分布の型（球，楕円球），体積，形と軸の向きの異同を示している（表4-5）。

3）各クラスにおけるBDI-IIの合計得点

潜在クラス分析の結果得られた各クラスの特徴を検討するために，各クラスにおけるBDI-IIの合計得点を算出した結果，クラス3，クラス4が尺度値上，抑うつ状態にあることが明らかになった（表4-6）。

4）分散分析

先の因子構造についての検討で得られたBDI-IIの5つの因子について，それぞれ平均値を算出したものを下位尺度得点とし，得られた4クラスを独立変数，各下位尺度を従属変数とした一元配置分散分析を行った。その結果「抑う

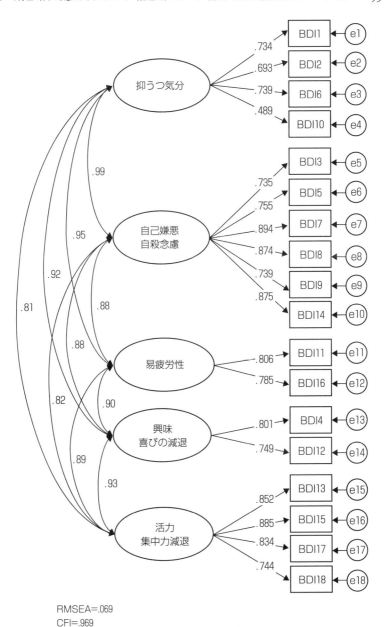

RMSEA=.069
CFI=.969
TLI=.962

図 4-5 修正版医学的モデルの交差妥当性検討の結果

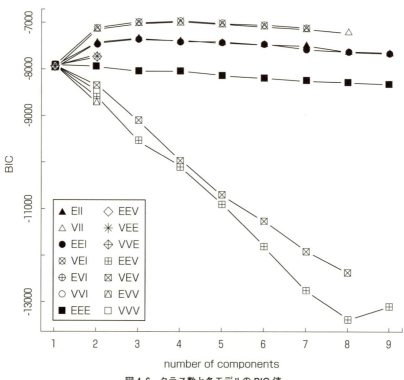

図 4-6　クラス数と各モデルの BIC 値

つ気分」,「自己嫌悪・自殺念慮」,「易疲労性」,「興味・喜びの減退」,「活力・集中力減退」において有意な群間差がみられた(「抑うつ気分」; $F(1, 165) = 201.4, p < .01$,「自己嫌悪・自殺念慮」; $F(1, 165) = 314.9, p < .01$,「易疲労性」; $F(1, 165) = 56.8, p < .01$,「興味・喜びの減退」; $F(1, 165) = 53.98, p < .01$,「活力・集中力減退」; $F(1, 165) = 135.5, p < .01$)ため,これら 5 つに対して Bonferroni 法による多重比較を行った(表 4-7)。

　各クラスにおける BDI-II の合計点(表 4-6),分散分析の結果(表 4-7)から各クラスの差異を検討したところ,クラス 1,クラス 2 については,BDI-II の合計得点ならびに Beck et al.(1996)が定めるカットオフ値から,抑うつ状態ではない健常な状態の者が所属している一群であると言える。その一方でクラス 3,クラス 4 については BDI-II の合計得点ならびに Beck et al.(1996)

表 4-5 潜在クラス分析におけるモデル名

model name	type	volume, shape, orientation
EII	spherical	equal volume
VII	spherical	unequal volume
EEI	diagonal	equal volume and shape
VEI	diagonal	varying volume, equal shape
EVI	diagonal	equal volume, varying shape
VVI	diagonal	varying volume and shape
EEE	ellipsoidal	equal volume, shape, and orientation
EEV	ellipsoidal	equal volume and equal shape
VEV	ellipsoidal	equal shape
VVV	ellipsoidal	varying volume, shape. And orientation

表 4-6 各クラスにおける BDI-II の合計得点（カッコ内は標準偏差）

	クラス1	クラス2	クラス3	クラス4
BDI-II 合計得点	2.43 (1.25)	7.90 (2.41)	16.77 (3.76)	29.16 (5.31)

表 4-7 各クラスの下位尺度得点の平均点（カッコ内は標準偏差）

	クラス1 (n=21)	クラス2 (n=63)	クラス3 (n=65)	クラス4 (n=18)	多重比較 (Bonferroni)
1 抑うつ気分	0.19(0.16)	0.39(0.25)	0.89(0.38)	1.53(0.54)	4>3>2, 1
2 自己嫌悪・自殺念慮	0.12(0.14)	0.35(0.25)	0.96(0.38)	1.78(0.43)	4>3>2>1
3 易疲労性	0.02(0.11)	0.22(0.33)	0.58(0.53)	1.00(0.87)	4>3>2, 1
4 興味・喜びの減退	0.07(0.18)	0.21(0.33)	0.43(0.50)	1.14(0.72)	4>3>2, 1
5 活力集中力減退	0.06(0.11)	0.39(0.30)	0.77(0.39)	1.17(0.51)	4>3>2>1

のカットオフポイントから，クラス3は軽度のうつ状態，クラス4は重度のうつ状態にあると判断できた。

また，クラス3については，「抑うつ気分」や「自己嫌悪・自殺念慮」，「活力・集中力減退」に比べて「興味・喜びの減退」が低い値を示していることから，非メランコリー親和型の特徴を有している一群である可能性が考えられた。

その一方でクラス4については,「自己嫌悪・自殺念慮」ならびに「抑うつ気分」の得点が高いことから,メランコリー親和型の特徴を有している可能性が考えられた。

5) 判別分析

BDI-IIの各因子(図4-4)が,クラス3(非メランコリー親和型)ならびにクラス4(メランコリー親和型)をどの程度説明できるかについて検討するために,ステップワイズ法による判別分析を行った。説明変数には,先に行った分散分析と同様の方法で算出した各下位尺度得点を用い,目的変数には,クラス3ならびにクラス4にそれぞれ1と0をダミー変数として割り当てたものを用いた。

分析の結果,「抑うつ気分」,「自己嫌悪・自殺念慮」,「興味・喜びの減退」の3変数でWilks' λ が有意な値を示した(Wilks' $\lambda=0.29$, $p<.01$)。標準判別係数は,「抑うつ気分」が.107 ($p<.01$)「自己嫌悪・自殺念慮」が.845 ($p<.01$),「興味・喜びの減退」が.602 ($p<.01$),であった。判別的中率については,クラス3(非メランコリー親和型)が正しく判別される確率が87.50%,クラス4(メランコリー親和型)が正しく判別される確率は83.3%であり,十分な値を示した。正準相関は.84 ($p<.01$)であり,正準判別関数の有意な有効性が確認された。

[4] 考　察

本調査では,カテゴリカル因子分析を用いてBDI-IIの因子構造を再検討した。分析においては,まずうつ病罹患者に対して探索的カテゴリカル因子分析および,その結果に基づく確認的カテゴリカル因子分析を行った。その結果,探索的カテゴリカル因子分析によって得られた3因子(「ネガティブ気分」「抑うつ状態」「睡眠・食欲の変化」)のモデル適合度が不十分であった。次に,精神科の医師によって構築された医学的モデル(図4-3)および,探索的カテゴリカル因子分析の結果(表4-4)を参考に構築した修正版医学モデル(図4-4)の適合度を検討した。その結果,適合度としては十分な値を示した。尚,修正版医学モデルについて成人一般対象者を対象に交差妥当性を検討した結果,十

分な適合度を示した（図4-5）。なお，修正版医学モデル（図4-4）では，従来一括りにされていたうつ病概念を「易疲労性」や「興味・喜びの減退」などの症状別に細分化したために，結果として各因子間の相関が非常に高い値を示す結果となった。しかしこの現象は言い換えれば，修正版医学モデルの各因子が従来では下位概念として抽出されず，混在したまま扱われていたことを表していると言える。

以上のことから，従来単因子構造として用いられてきたBDI-IIを，うつ病の症状別に因子を設定することで，より精緻にBDI-IIを用いることが可能になったと考えられる。ただし，この因子構造に関しては，再検査信頼性などの検討を行っていないため，今回得られたモデルが時間的に安定しているかなどの検討を行う必要があるだろう。

また本調査では，BDI-IIを用いて，従来の抑うつの重症度判断に加えて，うつ病のタイプとしてメランコリー親和型と非メランコリー親和型のアセスメントを可能にするための知見を得ることを目的とした。潜在クラス分析を行うことによって，協力者のBDI-IIへの回答パターンをもとにクラス分けを試みたところ，本調査の協力者が持つ抑うつ状態は，人によって質が異なる可能性が示唆された。

潜在クラス分析によって，異なるタイプの抑うつ状態の存在が示唆されたことから，BDI-IIの因子構造（5因子）を5つの症状カテゴリーとして使用し，分散分析を用いて検討を行った。その結果，BDI-IIのカットオフ値から抑うつ状態にあると判断される一群には，2つのタイプ（メランコリー親和型と非メランコリー親和型）が存在する可能性が示唆された。また，本調査で使用した5つの症状カテゴリーが，クラス3（非メランコリー親和型）とクラス4（メランコリー親和型）をどの程度分類できるか明らかにするために判別分析を行ったところ，「抑うつ気分」，「自己嫌悪・自殺念慮」，「興味・喜びの減退」の3つによって分類可能であることが明らかになった。この3つのうつ病の症状は，樽味・神庭（2005）で指摘されているように，メランコリー親和型と非メランコリー親和型の差異を説明することが可能なものであり，本調査で用いた症状カテゴリーが，メランコリー親和型と非メランコリー親和型のアセスメントに寄与することが明らかになったと言えよう。

潜在クラス分析の結果により，Symposium Meranchoria（2007）において指摘された大うつ病性障害の不均質さが改めて確認されたと言える。異種性を一括りにすることの危険性は，それが援助の段階に至った時に現れる。特に非メランコリー親和型の病態をとるうつ病は，単純な薬物療法よりも，心理療法等を中心とした支援の方が予後が良いことが期待されている（松尾, 2009）。適切なアセスメントが行われないために，病が長期化する事例が後を絶たないという現状を踏まえれば，抑うつの異種性に関する議論は今後もなされるべきであろう（笠原, 1992）。

　以上，本調査における一連の検討を通して，BDI-II を用いて，メランコリー親和型の病態と非メランコリー親和型の病態の双方をアセスメントすることが可能であることが示唆された。しかしながら，メランコリー親和型と非メランコリー親和型の分類について，2点の課題が残された。

　1点目は，本調査で分類されたクラス3とクラス4の差異は，各症状カテゴリーのパターンによるものというよりも，単純に BDI-II の合計得点の差によるものである可能性が否定できない点である。クラス3とクラス4の分類に関しては，判別分析によって「抑うつ気分」，「自己嫌悪・自殺念慮」，「興味・喜びの減退」の3つの症状カテゴリーが分類に影響を及ぼしていることが明らかになり，これら3つの症状は，メランコリー親和型（樽味, 2005; American Psychiatric Association, 2000）と非メランコリー親和型（樽味・神庭, 2005; 松浪・山下, 1991）の差異を示す症状として報告されているが，その一方で実際の症状カテゴリー間の得点差をみると，その差異は認められるものの有意な差異とはいい難いところがある。本調査における対象者数が不十分であった可能性も考えられるため，この点については今後精査していく必要があるだろう。

　2点目は，本調査の試みはうつ病の症状をもとにメランコリー親和型か，非メランコリー親和型かを判断しようとしたものであることから，その他の臨床現場で当事者が語る苦しみやパーソナリティなどの特徴についての検討はできなかった。樽味・神庭（2005）が指摘するように，非メランコリー親和型の特徴を有する者は，その苦悩が時に生き方の問題によるものなのか，病気によるものなのかの判別が難しい場合がある。したがって非メランコリー親和型をアセスメントする際にはこうした症状以外の要因についても検討していくことが

必要となるだろう。特にアセスメントツールとしての確立を目指すうえでは，この点についての精査を欠くことはできないため，今後はそうした症状以外について関連する特徴を用いたアセスメントのあり方について検討していくことが求められる。

第5章

うつ病治療における薬物療法に対する大学生のしろうと理論：適切な情報提供を目指して

1　問題と目的

　うつ病における受診意欲には，デモグラフィック要因やメンタルヘルス・リテラシーなど様々な要因の他にうつ病治療に対する選好が関係していることが明らかになっている（奥村ら，2007）。日本におけるうつ病治療の選好について詳細に検討を行ったものに中根（2010a）の報告がある。中根（2010a）では，平成15年から17年にかけて日本とオーストラリアにおいてうつ病治療の選好について国際比較研究を行った結果，日本とオーストラリアともに，薬物療法や入院治療などの標準的な精神科的介入は高い評価を与えられていない一方で，精神療法（心理療法）については，日本とオーストラリアともに比較的高評価が与えられていたことを明らかにした。加えて日本人はうつ病治療に関して，オーストラリア人よりも有用性の認識が低く，また有害性の認識を持っていることも明らかになっている（中根，2010a）。日本では自殺予防対策の一環として，うつ病の受診行動を促進するために，うつ病に関わる普及啓発のための活動が各地方自治体や病院，メディアなどで幅広く展開されている。こうした活動が進められ，日本におけるうつ病の認知度は向上した一方で，うつ病治療に対する選好については，中根（2010a）で示された結果から年月を経ても変化していない（吉岡・中根，2015）。中根ら（2010a）の10年後調査として，吉岡・中根（2015）は，中根（2010a）と同様の調査を日本の7区分（北海道地方・東北地方・関東地方・近畿地方・中国／四国地方・九州地方）の構成比に配慮した一般住民1000名（男女500名ずつ）を対象に実施した。その結果，

うつ病治療における薬物療法の有用性を認識しているのは約3割であり，10年前と比較してむしろ若干の減少がみられたことが明らかになっている（吉岡・中根，2015）。

なぜ，日本においてうつ病治療はあまり良い認識となっていないのだろうか。うつ病治療に対する非専門家の認識については，これまで検討が十分になされておらず，うつ病のしろうと理論[19]に関する検討の中で副次的に扱われるにとどまっているのが実情である。しろうと理論とは，素朴理論とも呼ばれ，非専門家である一般人が持つ概念のことである（Furnham, 1988）。うつ病のしろうと理論に関しては，Rippere（1980）の研究以降，うつ病そのものについてや，抑うつの原因，対処行動などの研究が蓄積されてきた（Kuyken, Brewin, Power, & Furnham, 1992; Kirk, Brody, Solomon, & Haaga, 1999）。しかしながら勝谷・岡・坂本・朝川・山本（2011）は，これらの先行研究では，調査時に研究者側がすでにうつ病のしろうと理論についてある程度想定して行われており，純粋に一般の人々がどのようなしろうと理論を持っているのかの検討としては不十分であると指摘している。こうした問題点を踏まえて勝谷ら（2011）は，しろうと理論の検討に自由記述法を用いることを提案している。具体的には，日本の大学生を対象にうつ病のしろうと理論についての調査を実施し，うつ病の原因や症状，イメージなどを抽出し，先行の研究では捉えられなかった点を明らかにしている。ただし，うつ病の治療については，「治りにくさ」や「治療可能性」というラベルを抽出しているのみにとどまり，それ以上の詳細については検討できていない。

そこで本章では，うつ病治療における薬物療法に対し，非専門家である大学生の持つ認識として，うつ病治療における薬物療法のしろうと理論を精査することを目的とした。また薬物療法に対するしろうと理論を明らかにすることで，非専門家である大学生がうつ病の受診の意思決定を適切に行うための情報提供のあり方についても考察を行うこととした。なお，調査手法については，勝谷ら（2011）と同じく，広く大学生の認識を抽出するために，自由記述法を用いて精査することとした。

---

[19] くろうと（専門家）に対比させる形でしろうと（非専門家）と呼称しているものであり，そこに侮蔑的な意味あいは含まれていない。

2 方　　法

［1］対象者と調査手続き

　関西圏の大学生172名（男性74名，女性98名，平均年齢21.09歳（$SD = 4.11$））を対象に，質問紙調査を実施した。倫理的配慮として，調査実施にあたり，フェイスシートおよび口頭で，本調査への協力は強制されるものではないこと，回収したデータについては個人情報が特定されないよう統計処理を行うこと，回答の途中で気分が悪くなった場合には，その時点で回答を中止して差し支えないことを対象者に伝え，そのうえで質問紙調査への回答を求めた。

［2］質問紙の構成

　性別，年齢，精神科・心療内科への受診経験と，うつ病における薬物治療についてどのようなイメージを持っているかについて自由記述による回答を求めた。

3 結　　果

　対象者の中で精神科ならびに心療内科への受診経験がある者，あるいは受診経験を問う質問に対して無回答だった者21名を除いた151名（男性63名，女性88名；平均年齢20.20歳（$SD = 4.29$））の中から，うつ病の薬物治療についてのイメージを問う質問に無回答だった18名を除いた126名を有効回答とした。126名の回答から，235件の回答（平均記述数1.9件，$SD = 1.43$）とそこから286件のラベルを得た。この286件のラベルに対して，KJ法（川喜田，1967）を援用した樫原（2016）の分析手続きをもとに，筆者が小カテゴリーへの分類ならびに大カテゴリーへの分類と，分類の客観性を担保するための一致率の算出を行った。

　一致率の算出においては，心理学を専攻する大学院生1名に協力を依頼し，ラベルの再分類を行った。具体的な手続きは，樫原（2016）と同様に①著者が作成した小カテゴリーの名称と定義を提示し，ラベルを小カテゴリーに分類す

表5-1 分析の結果

大カテゴリー	小カテゴリー	人数	%
内服による有害反応	副作用がある	33	26.2
	依存性がある	23	18.3
	中毒性がある	3	2.4
	体によくない	5	4.0
薬効に対する不信感	完治できない	9	7.1
	効果がない	8	6.3
	根本的な解決にならない	10	7.9
	効果があるのか疑問	18	14.3
	再発の恐れ	7	5.6
薬効がある	一時的に効果がある	21	16.7
	効果に個人差がある	3	2.4
	有効な治療方法	30	23.8
	精神状態を安定させる	11	8.7
内服に関わる不信感	多量多剤	5	4.0
	嫌悪的感情	14	11.1
長期的・継続的な内服	長期間の内服が必要	6	4.8
	継続的な内服が必要	7	5.6
適切性・必要性	病状に応じた適切な処方が必要	8	6.3
	うつ病治療に必須	2	1.6
治療におけるコスト	コストがかかる	4	3.2

るように依頼，②著者が作成した大カテゴリーの名称と定義を提示し，①で分類した小カテゴリーを大カテゴリーに分類するように依頼するという流れで行った。そして，著者と協力者の分類結果について，一致率を求めるために，κ 係数を用いて分析を行った。一致率について分析を行った結果，小カテゴリーの分類については，$\kappa = .86$，大カテゴリーの分類については，$\kappa = .89$ となった。著者と協力者との間で分類が一致しなかったカテゴリーについては，協議を行い，最終的に表5-1の分類結果を得た。表中の％は，126名中の人数の割合を示したものである。なお，回答者1人が複数のカテゴリーを回答している

ものもある.

　分析の結果, うつ病の薬物治療に対するイメージについて, ①薬を服用することによって深刻な副作用や依存性, あるいは中毒性があるという「内服による有害反応」, ②薬の効果に対して疑問や不安を感じている「薬効に対する不信感」, ③薬に効果があるという「薬効がある」, ④薬を飲むことに対する不安感について言及した「内服に関わる不安感」, ⑤長期間または一定期間, 薬を継続的に服用する必要があるとした「長期的・継続的な内服」, ⑥うつ病治療における薬物治療の必要性や適切性について言及した「適切性・必要性」, ⑦薬物治療に関わるコストについて言及した「治療におけるコスト」, の7つの大カテゴリーを得た. またそれぞれのカテゴリーに対する回答の割合について検討すると, 最も多く回答していた大カテゴリーは, 「薬効がある」の51.6%, 次いで「内服による有害反応」の50.9%, 「薬効に対する不信感」の41.2%, 「内服に関わる不信感」が15.1%, 「長期的・継続的な内服」が10.4%, 「適切性・必要性」が7.9%, 「治療におけるコスト」が3.2%であった.

4　考　察

　本章では, わが国におけるうつ病治療における薬物療法に対する不信感の要因を検討するために, うつ病治療における薬物療法についての大学生のしろうと理論を明らかにすることを目的としたものである.

　調査によって得られた自由記述を分析した結果, うつ病治療における薬物療法のイメージとして小カテゴリー20個, 大カテゴリー7個を得た. 大カテゴリーの中から大学生が持つ薬物療法に対する認識について概観すると, 薬効に対する認識, 内服行為に対する認識, 薬物療法一般に対する認識, の3つの側面に分けられる.

　まず1つ目の薬効に対する認識として, うつ病治療における薬物療法に対して, 効果があるとするものと, 効果に対する不信感を持つものに分かれることが明らかになった. 薬効があるとする者については, 「有効な治療方法」といったものや, 「精神を落ち着ける」などといったものが挙げられる一方で, 「一時的な効果」といったややネガティブな認識を持っていることが明らかになっ

た。また，効果に対する不信感を示した者については，「完治できない」,「根本解決にならない」,「効果がない」といったものが挙げられた。

こうした薬効に対する認識において見られる特徴としては，「完治できない」,「根本解決にならない」といったものが挙げられる。うつ病治療における薬物治療のエビデンスは保証されており，一定期間，医師と調整しながら内服を続けることで，大半の人が回復する（Trivedi et al., 2006）ことが示されている。しかしながら，非専門家である大学生は，「完治できない」,「根本解決にならない」といった認識を有しており，専門家が導きだしたエビデンスどおりの認識を有していないことが明らかとなった。「完治できない」という点に関しては，実際に完治が難しいケース（いわゆる難治性うつ病）が存在し，そうしたケースについての情報がもととなって，このような実際のエビデンスとは反する認識が形成された可能性が考えられる。また「根本解決にならない」とする認識については，モノアミン仮説等に代表される脳内の神経伝達物質の機能不全でうつ病が発症するといううつ病の発症機序についての理解が進んでいない可能性が考えられた。この点に関しては，樫原（2016）の指摘する日本人大学生が持つうつ病に対するプロトタイプ，あるいは偏見が影響しているものと推察される。樫原（2016）の報告では，日本の大学生は，うつ病の原因帰属について生活の中でのストレスに帰属する傾向があることを示されている。すなわち大学生は，個人の中（脳内のセロトニン分泌や神経系）に原因があるのではなく，ストレス等の外的な環境要因であると認識しているために，薬物療法によって個人の内部にアプローチするのでは根本（外部の環境要因）が解決されないとする認識を有している可能性が示唆された。これは，専門家の持つ科学的基盤に基づいた知識体系とは異なる，非専門家ならではの認識と言えるだろう。

2点目の内服行為に対する認識としては，非専門家である大学生は，嫌悪感に代表される内服に関わるネガティブな感情と，多量多剤や長期間継続的に内服しなければならないといった内服の量や期間，頻度に関わる事柄についての認識，ならびに副作用や依存性，中毒性といった内服による有害反応についての認識を有していることが明らかになった。

依存性や中毒性という認識についてうつ病治療で過去に使用された薬物の中

4 考察

に用法用量によってそうした事象を引き起こすものがあることが報告されている[20]。こうした過去の事例が新聞報道や書籍，インターネット等のメディアを通して広まることによって，うつ病治療に使用される薬物に対するネガティブな認識の形成に繋がった可能性が考えられた。過去の事例については，特定の薬物を適正使用しなかったために引き起こされたケースも多い。こうしたケースについては問題視されるべきであるが，限られたケースを拡大解釈してしまい，うつ病治療における薬物療法に対して非専門家がそのような認識を持っているとすれば，それは不適切である。本章では，どのようにそうした認識が形成されたのかについては検討できていないため，今後は，そうした過去の事例が一般の人々にどのように伝わっているかについて精査を行う必要があるだろう。

嫌悪感などのネガティブな感情については，対象への反復接触によってその対象に対する好ましさが増加するという単純接触効果（Zajonc, 1968）からある程度の説明が可能であると考えられる。すなわち，うつ病治療における薬物療法を自身や身近な人が経験する機会が少なく，加えてこれまでのうつ病の普及啓発においても薬物療法の適切な情報に触れていたものは少なかったことから，偏った情報に接触することで，嫌悪的な感情が喚起された可能性が考えられた。ただし，内服の量や期間，頻度についての認識などは，事実に即した認識であると考えられる。実際に薬物療法などの治療を適切に行った場合，うつ病が寛解に至るまでの期間は平均で3ヶ月から6ヶ月であると言われている（一般診療科におけるうつ病の予防と治療のための委員会, 2008）。場合によってはさらに期間が延長する場合もあることから，比較的長期間，継続的に薬物療法を行う必要があることは事実であり，これは専門家の認識と異なる認識ではない。

3点目の薬物療法一般に対する認識として，適切性／必要性とコスト面についての認識が挙げられた。適切性や必要性については，調査協力者の回答を当

---

20 日本精神神経学会による注意喚起が行われたことに端を発し，厚生労働省は，2016年9月14日付けで「麻薬，麻薬原料植物，向精神薬及び麻薬向精神薬原料を指定する政令」を一部改正。デパスとアモバンを新たに向精神薬として認定し，濫用や有害作用を防ぐために処方制限を行うことを決定するなど，依存性の高い薬物についての取り扱いについての対策が進められている。

たってみると，「必要だと思う」や「適切に使うことが大事」といった回答がほとんどであり，表面的な認識にとどまっていることがうかがえた。また，コスト面についても同じように回答に当たってみると「お金がかかりそう」といった表面的な認識によるものであることが推察された。実際には，継続的に治療を行う際には，自立支援医療（精神通院医療）制度などにより，医療費の減額を申請することが可能であるが，こうした情報について，非専門家には行き届いていない可能性が示唆された。

以上，大学生のうつ病治療における薬物療法に対するしろうと理論について検討した結果，薬物療法に対するネガティブな認識が明らかになった。特に内服行為に対する認識においては，そうした傾向がより強くうかがえたが，中には，現実と大きく異なって，ネガティブな認識となっているとは言い切れないものも見受けられた。具体的には，依存性や多量多剤，長期間継続的に渡る内服などといったものについては，過去そうした事例が実際に存在している。

内服行為に対するネガティブな認識は，受診意欲を妨げるだけでなく，実際に治療が必要になった際のアドヒアランス[19]を下げる可能性が示唆されている。実際に薬物療法を用いてうつ病を治療している者が薬物療法を継続しなくなる理由は，内服に対する恐れであると指摘する報告もある（Melartin, Rytsala, Leskela, Lestela-Mielonen, Sokero, & Isometsa, 2005）。こうした内服行為に対するネガティブな認識を改善するためには，現在の努力に加えて，一般の人々に対する情報公開や啓発活動も同時に行うことが必要であろう。そして，専門家と非専門家の間にある，うつ病治療における薬物療法に対する誤った認識のズレの解消が求められる。

専門家と非専門家との間に現れる認識の差異を埋めるための手がかりになる

19　アドヒアランスは，内服遵守に関わる医療用語である。これまで内服遵守に関わる用語としてはcompliance（コンプライアンス）が多用されてきた。しかしながら，コンプライアンスは，医師の指示による服薬管理という意味あいで使用されることが多いが，これに対してアドヒアランスは，患者の主体的な意思決定に基づいて内服遵守を行うという意味あいが強い。山田・上島（2006）は，「治療は医師の指示に従うという考えから，患者との相互理解のもとに行っていくものであるという考えに変化してきたことが，内服遵守における，コンプライアンスからアドヒアランスという概念の変化につながっていると考えられる」と指摘している。

ものとして，リスク認知とリスク・コミュニケーションがある。リスク認知とは，人間が持つリスクに対する認知のあり方のことである（竹村，2012）。例えば遺伝子組換え食品などに代表される新しい科学技術や科学物質などに対するリスク認知は，専門家と非専門家で異なることがすでに明らかになっている（小杉，2012）。こうしたリスク認知の差異は，専門家のリスク認知が客観的データや理論に基づいているのに対し，非専門家のリスク認知はより直感的，主観的なもの，例えば大惨事を引き起こす可能性や次世代への被害など，客観的な統計データ上には現れない事柄に基づいているためであることが明らかにされている（Slovic, 1994; 増地・瀧川，1999）。Slovic（2000）は，リスク認知の基本因子に「恐ろしさ」と「未知性」を挙げている。この「恐ろしさ」を認識する背景として，木下（2000）は，「自発的な関わりで生じたものではない，個人でコントロールできない，広い範囲で被害を及ぼす，死につながる，次の世代への影響の可能性がある，進行過程がみえにくく何が起こっているか分からない」と一般の人々が考える事象に対して，そのリスクが過大に評価される傾向にあることを指摘している。うつ病治療における薬物療法は，木下（2000）の指摘にある「自発的な関わりで生じたものではない，個人でコントロールできない，進行過程がみえにくく何が起こっているか分からない」といった特徴が当てはまるため，恐ろしさという感情が喚起され，非専門家特有の認識が形成される可能性が考えられる。

　では，こうした一般人のリスク認知に対して，どのようにアプローチできるだろうか。小杉（2012）は，一般人と専門家とでリスク認知にズレが生じるのは，①知識の量と質，②科学技術に対する価値観，③科学技術を評価する際に重視する点，④情報環境，の4つの要因が影響を及ぼしていると指摘した。一般人が正しくリスク認知を行い，適切な判断を行うためには，小杉（2012）が指摘する4つの要因について，専門家と一般人のズレを埋めることが必要であろう。そのためには，専門家と一般人との間でのリスク・コミュニケーションを促進させることがひとつの方法になり得ると考えられる。

　リスク・コミュニケーションは，「個人，集団，機関の間における情報や意見のやりとりの相互作用的過程である。それは，リスクの性質についての多様なメッセージと，その他の（厳密に言えばリスクについてとは限らない）リス

ク・メッセージやリスク・マネジメントのための法律や制度に対する，関心・意見・反応を表すメセージとを含む」と定義される（National Research Council, 1989; 吉川, 2012）。うつ病の治療において，とりわけ薬物療法については，これまで患者（一般人）が医師（専門家）に任せることが少なくなかった。こうした現象はパターナリズムとも呼ばれ，立場の違いが，薬物療法に関する医師-患者間のリスク・コミュニケーションを妨げてきた一面がある。リスク・コミュニケーションは，その定義にもあるように，情報や意見のやりとりの相互作用的過程のことを指す。そのためには，専門家と一般人が対等な立場で，うつ病治療における薬物療法のリスクについてコミュニケーションを行う場を設定し，小杉（2012）の4要因についてのズレを可能な限り解消するための場の設定や，具体的なプログラムの構築が必要である。

　以上，本章では大学生を対象としてうつ病治療における薬物療法についてのしろうと理論を明らかにし，そのうえで，うつ病における受診の意思決定を適切に行うための情報提供のあり方について，リスク認知，リスク・コミュニケーションの観点から考察を行ってきた。ここでは最後に本章における課題について触れる。

　本章では，大学生が持つうつ病治療における薬物療法のしろうと理論について明らかした。しかしながら，本章における調査対象者は一部の大学生であり，この結果を大学生一般のしろうと理論として理解するには問題があると考えられる。今後は，本章で得られた知見をもとに，その他の大学生においても同じような認識を持っているのかについて，検討を行う必要があると言えるだろう。また，本章で分析の対象とした大学生は，うつ病の診断のない者であり，そのため，うつ病治療としての薬物療法を受けていない者であった。しかしながら，大学生はうつ病を発症しやすい時期であると言われている（Harrington & Clark, 1998）ことから，実際には，大学生においてもうつ病の診断がなされ，薬物療法を受けている者も少なくないと考えられる。大学生の有する薬物療法に対する認識について検討するためには，そうした学生の認識についても検討を行う必要があるだろう。また，そうして得られた知見について，薬物療法を受けてない者との比較を行い，どのように認識が異なるのか，あるいは同じなのかについて検討してくことも，必要なことであると考えられる。

第6章

総合考察：うつ病のリスクのある大学生に対する臨床心理学的支援の展望

　ここまで，うつ病の発症リスクが高まる大学生を対象としたうつ病の二次予防について，うつ病のハイリスク者のスクリーニングと，受診意欲の意思決定に資する情報提供のあり方の2点について論じてきた。

　本章では，一連の研究が臨床心理実践ならびに臨床心理学においてどのように貢献しうるのかについて検討する。

　なお第1章でも触れているが，本書では，大学生を対象にしたうつ病の二次予防を実践には，生活者としての大学生の実態を踏まえる必要があるという観点から，スクリーニング・テストの実施と結果のフィードバックについては学生相談機関が担い，学生の支援や治療は，従来の学生相談機関の他に学外の精神科や心療内科などの医療機関も視野に入れた，学内外におけるコミュニティの中での支援を前提としている。

1　各研究によって得られた知見の概観とその意義

[1]　第2章　大学生のうつ病における受診意欲を妨げる要因に関する研究

　第2章では，大学生におけるうつ病の受診意欲を妨げる要因を明らかにするために，自由記述による探索的検討を行った。大学生177名を対象として，場面想定法による精神科・心療内科への受診意欲について2件法による回答を求めるとともに，その問いに対して受診しないと回答した者には，その理由について自由記述による回答を求めた。

協力者177名のうち，過去に精神科・心療内科への受診経験がある16名を除いた161名を分析の対象としたところ，「自分自身がうつ病になったかもしれないと疑う状態になった際に，精神科や心療内科を自ら受診しようと考えるか」という質問に対し，「はい」と回答した者は77名（47.8%），「いいえ」と回答した者は84名（52.2%）であった。得られた自由記述についてテキストマイニングによって分析を行ったところ，「時間経過による自然回復」「周囲への相談と受診の面倒さ」「疾病との関連付けの難しさ」「精神科に対する抵抗感」の4つの要因が得られた。

また，うつ病の受診意欲を妨げる「時間経過による自然回復」「周囲への相談と受診の面倒さ」「疾病との関連付けの難しさ」「精神科に対する抵抗感」の4つの要因と性別との関係性について検討を行ったところ，男性と「時間経過による自然回復」，「疾病との関連付けの難しさ」，女性と「周囲への相談と受診の面倒さ」，「精神科に対する抵抗感」との間に関連がみられた。これにより，性別によって受診意欲を妨げている要因が異なる可能性が示唆された。性差がみられたことについて本分析からは明確な理由を示すことはできないが，社会文化的に構築されたジェンダーによる要因が相互に影響しているものと考えられた。例えばコーピングの性差についての知見を援用して考察を試みると，「否認」あるいは「気晴らし」といった男性に特徴的なコーピングが，「時間経過による自然回復」や「疾病との関連付けの難しさ」と関連している可能性が考えられる。また女性の場合は，ストレスフルな状況の対処として「情緒的援助希求」や「道具的援助希求」を行う傾向にあるが，その対象に知人や家族などのインフォーマルな資源は考慮しても，精神科や心療内科には抵抗感があり，そうした抵抗感が「周囲への相談と受診の面倒さ」や「精神科に対する抵抗感」と関連している可能性が考えられた。

第2章の研究から得られた受診意欲を妨げる4つの要因について，援助要請行動についての理論である健康信念モデル（Health Belief Model: HBM）を援用すると，「疾病との関連付けの難しさ」は，①疾病にかかる可能性の自覚を，「時間経過による自然回復」は，②疾病の重大さの自覚を妨げるものである。また，「周囲への相談と受診の面倒さ」と「精神科に対する抵抗感」は，④治療・援助を受けることの障害の自覚に該当する。したがってHBMを踏まえて，

1 各研究によって得られた知見の概観とその意義 113

　第2章で得られた要因に対するアプローチ方法を検討すると，うつ病における精神科・心療内科への受診を促進させるためには以下の対策を講じる必要があると考えられる。すなわち，①疾病にかかる可能性の自覚，ならびに②疾病の重大さの自覚を妨げる「疾病との関連付けの難しさ」と「時間経過による自然回復」の認識を修正し，④治療・援助を受けることの障害である「周囲への相談と受診の面倒さ」と「精神科に対する抵抗感」を改善することが求められる。具体的にこれらの認識を修正するためには，うつ病罹患者が発症から寛解までにどのような経過をたどるのかについての知識不足を解消するための心理教育を実施することが有効であると考えられた。また，すでに抑うつ症状がある場合には，それに伴って本人の問題に対応する意欲の低下が起こる可能性が考えられる。そうした場合には，友人や家族など，本人の身近にいるインフォーマルな資源となりうる者が積極的に関わることによって，本人の受診を促進させることが必要であることが考えられた。

[2] 第3章　大学生のうつ病アナログ群の特徴：スクリーニングの倫理的問題解決のための試み

　第3章では，スクリーニング尺度の実施において抽出されるうつ病のハイリスク者の中に偽陽性が含まれている可能性があるという課題に対して，①カットオフ値を用いて抽出された者を本当にうつ病のハイリスク者であると同定しても良いのか，②どのようにハイリスク者を抽出するのが適切なのか，という2点について検討を行ったものである。この2点を精査するうえで，第3章ではうつ病アナログ群に着目した。ここではうつ病アナログ群を「抑うつ重症度が健常範囲の者とは類似せず，かつ，うつ病罹患者と類似した抑うつ状態にある非臨床群」と定義し，この定義に沿う非臨床群をうつ病アナログ群として抽出し，抑うつ尺度を用いてその特徴を明らかにすることとした。また，健常者とうつ病罹患者の連続性の中でうつ病アナログ群の位置づけについて考察した。うつ病罹患者31名（男性12名・女性19名；平均年齢48.4歳）と大学生108名（男性77名・女性31名；平均年齢19.0歳）を対象に，BDI-IIを実施した。

　分析の結果，非臨床群でBDI-IIを用いて抑うつ状態が軽症から重症にあると判断された対象者は，健常群との類似性が高い群（非抑うつクラスター）と，

重症度の高いうつ病罹患者との類似性が高い群（抑うつクラスター）に分類されることが明らかになった。また，BDI-II のカットオフ値である 14 点以上を用いて対象者を抽出した場合，うつ病のリスクがある者として判断するには疑問がある者が含まれていることが明らかになったと言える。具体的には，BDI-II のカットオフ値である 14 点を用いてスクリーニングを行い，抽出された者の抑うつ状態は，うつ病罹患者の抑うつ状態とは類似しない傾向にあることが明らかになった。類似している傾向にあったのは BDI-II の合計得点が 23 点以上の者であり，うつ病のリスクがある者として判断できる可能性が示唆された。ただし第 3 章の研究において，中等症の非臨床群については，重症度の高いうつ病群と類似性を持つ者とそうでない者とが混在している状態にあった。この点について今後さらに検討を行う必要が示された。

　以上，第 3 章の結果から，既存の BDI-II のカットオフ値（14 点）のみを用いたアナログ群の抽出には問題があることが再度確認された。アナログ群の抽出に既存のカットオフ値のみを使用すると，軽症の抑うつ状態にある非臨床群をアナログ群として抽出することになる。また，軽症の抑うつ状態にある非臨床群は，健常群との類似性が高いことが明らかとなったため，既存のカットオフ値を用いたアナログ群の抽出では，うつ病罹患者の抑うつ状態に類似しない者を，アナログ群として抽出する危険性があることが示唆された。以上から，抑うつの連続性を仮定するなかで，アナログ群を抽出するためには，尺度に設けられているカットオフ値に加え，クラスター分析などの統計手法や，DSM-IV-TR に設けられている機能の全体的評定尺度（GAF-Scale）を評定するなど，複数の指標を用いることで精度を上げる必要があることが示された。

[3] 第 4 章　大学生における多様なうつのスクリーニングの試み

　第 4 章では，スクリーニング・テストの実施において，従来のスクリーニング・テストで判断できる抑うつの重症度（うつ病のハイリスク度）に加えて，メランコリー親和型と非メランコリー親和型の双方の抑うつ状態をアセスメントできるようにするための知見の導出を試みた。具体的には，SDS と BDI-II においてアセスメント可能な知見を得るための検討を行った。

　本章は 2 つの実証研究をもとに構成されている。1 つ目は，SDS を用いて，

大学生 129 名（男性 76 名，女性 53 名）を対象に検討を行ったものである。検討にあたっては，Persons（1986）の症状別アプローチを用いるとともに統計解析として潜在クラス分析を用いた。これらの分析により，対象者の抑うつ状態がメランコリー親和型と非メランコリー親和型それぞれの特徴を有するタイプに分化することが可能であることが明らかとなり，SDS においてメランコリー親和型と非メランコリー親和型のアセスメントを可能にするための知見を得た。

2 つ目の実証研究として，BDI-II でも SDS と同様の知見を得ることができるかについて，うつ病罹患者 42 名（男性 18 名，女性 24 名），成人一般対象者 2,076 名（男性 1,022 名，女性 1,054 名），大学生 169 名（男性 75 名，女性 94 名）を対象に検討を行った。検討に先立ち，BDI-II において症状別アプローチを適用するために BDI-II の因子構造を確認した。その結果，5 因子構造（「抑うつ気分」，「自己嫌悪・自殺念慮」，「易疲労性」，「興味・喜びの減退」，「活力・集中力減退」）であることが明らかになった。これら 5 つの因子を 5 つの症状カテゴリーとして用いた。分析方法については，SDS における検討と同様に潜在クラス分析と分散分析を実施するとともに，今回は妥当性検討のために判別分析を実施した。

分析の結果，BDI-II においても，SDS の結果と同様に対象者の抑うつをメランコリー親和型と非メランコリー親和型に分化することができた。

これら 2 つの検討結果によって，従来のスクリーニング・テストで判断できる抑うつの重症度（うつ病のハイリスク度）に加えて，従来型の病態であるメランコリー親和型と，非メランコリー親和型の両者をアセスメントできる可能性が示された。これらの知見をフィードバック時に役立てることにより，スクリーニング・テストを受けた者に対する利益と心理教育としての効果が期待される。

[4] 第 5 章　うつ病治療における薬物療法に対する大学生のしろうと理論：適切な情報提供を目指して

第 5 章では，うつ病における受診の意思決定に影響を及ぼすとされる，うつ病治療の選好について，とりわけ薬物療法に焦点をあて，より詳細な検討を行

ったものである。わが国では，うつ病治療における薬物療法についての評価が芳しくない。そのため，日本におけるうつ病治療の薬物治療に対する評価が低い要因を明らかにするために，非専門家である大学生のうつ病治療における薬物療法のしろうと理論について精査した。

関西圏の大学生172名（男性74名，女性98名，平均年齢21.09歳）を対象に，うつ病治療における薬物療法についてどのようなイメージを持っているか，自由記述法を用いて検討を行った。分析を行った結果，うつ病の薬物治療に対するイメージについて，20の小カテゴリーと，7つの大カテゴリーを得た。7つの大カテゴリーについては，①薬を服用することによって深刻な副作用や依存性，あるいは中毒性があるという「内服による有害反応」，②薬の効果に対して疑問や不安を感じている「薬効に対する不信感」，③薬に効果があるという「薬効がある」，④薬を飲むことに対する不安感について言及した「内服に関わる不安感」，⑤長期間または一定期間，薬を継続的に服用する必要があるとした「長期的・継続的な内服」，⑥うつ病治療における薬物治療の必要性や適切性について言及した「適切性・必要性」，⑦薬物治療に関わるコストについて言及した「治療におけるコスト」であった。

本章で得られたカテゴリーからは，大学生のうつ病治療における薬物療法についてのしろうと理論は，専門家が持つものと大きく変わらないものがある一方で，誤った認識や，限られたケースにおいて起きた事象がすべてのケースにおいて当てはまるような，誇張した認識となっているものがある可能性が示唆された。特に薬効や，内服行為そのものに対する認識については，薬物療法に関する問題点が誇張して伝播している可能性が考えられた。こうした点に関しては，リスク認識やリスク・コミュニケーションの観点から，専門家と非専門家の間にあるズレを解消するための対話の場を設定し，対等な立場で議論を行うことの必要性が確認された。

2　大学内外のコミュニティに対する臨床心理学的地域支援

本節では，ここまでの一連の研究が，大学生に対する二次予防を目的とした大学内外のコミュニティでの臨床心理学的地域実践にどのように貢献し得るの

かについて，高野・宇留田（2002）のモデルにある「問題の認識と査定」と「援助要請の意思決定」の2つの観点から述べるとともに，スクリーニング・テストによってうつ病のリスクがないと判断された学生に対する支援の可能性についても触れる。

[1]「問題の認識と査定」の促進

　第2章では，大学生の受診意欲を阻害する要因として「時間経過による自然回復」と「疾病との関連付けの難しさ」という認識を大学生が有していることが明らかになった。このような認識は，抑うつの連続性という特徴によるものであると考えられる。これを支援するためには，学生に対して，どのような状態を異常，すなわちうつ病に罹患している可能性があるか判断できるのかについて，DSMなどの診断基準をもとに具体的な情報提供を行う必要があるだろう。

　また第3章ならびに第4章の結果から，スクリーニング・テストの実施においてうつ病のハイリスク者を抽出する際に留意すべき事項と，対象者の抑うつのタイプを捉えるための知見を得ることができた。これら両者の知見は，大学内でスクリーニング・テストを実施する支援者にとって，対象者のうつ病のリスク度や，抑うつ状態の病態をアセスメントする重要な知見であると言える。具体的には，リスク度の評価については，BDI-IIを用いたスクリーニングの際には，軽症の範囲の得点を示した者に対して偽陽性である可能性に留意するとともに，必要であれば，GAFや構造化面接など，その他のアセスメントを同時に行うなどの手続きを踏むことが，学生に対する倫理的配慮として必要であることが示された。

　これらの知見から，スクリーニング・テストの対象となった学生に対してフィードバックの内容に工夫や配慮を行うことによって，自身の問題の認識を促進するための支援として機能する可能性が示された。例えば，フィードバック時に，DSMなどの診断基準を示すことで，受診が必要な抑うつ状態についての情報を示すことや，対象者の性別やBDI-IIにおける重症度，抑うつのタイプに応じて，セルフケアの方法や援助要請先となる学内の学生相談機関や学外の医療機関などの情報に違いを持たせることが考えられる。こうしたフィード

バック時の情報提供の工夫は，スクリーニング・テストを受けた学生に対して自身の抑うつ状態に対する認識を促し，セルフケアや援助要請行動を促進するための心理教育として機能することが期待される。

なお，第3章ではBDI-IIを用いて検討を行い，BDI-IIにおいて中等症以上の抑うつ状態と判断される者が，うつ病罹患者の抑うつ状態と類似した抑うつ状態を示していることを明らかにしたが，第3章の検討においては，妥当性についてのさらなる検討が必要であることから，ここでは，BDI-IIが標準で定めている14点というカットオフ値の使用に関して偽陽性の可能性があることの懸念を示すのみとし，カットオフ値の変更の必要性を強く指摘するものではないことに留意したい。

[2]「援助要請の意思決定」に対する支援

本論文では，二次予防の早期受診の促進を目指して，援助要請先に精神科や心療内科を想定した。大学内での援助要請先としてまず考えられるのは学生相談機関であるが，実際には，学内に精神科医が常駐している大学は限られており，常に受診できるわけではない。また，大学内にある学生相談機関に行くことについて抵抗感を感じる者も少なからずいること（弦間ら，2008）や，病状や治療，支援の内容によっては，学外で学生が通いやすい精神科や心療内科を受診する方が適しているケースもある。本書ではそうした背景から，早期治療については，大学内の学生相談機関に所属する精神科医に加えて，学生が通院しやすい地域の精神科や心療内科につなげることを想定している。この点において独立行政法人日本学生支援機構（2009）がまとめた「大学における学生相談体制の充実方策について─『総合的な学生支援』と『専門的な学生相談』の『連携・協働』─」では，「学生相談でカウンセリングを受ける学生の一部は，並行して投薬や身体的処置，入院など医療的なケアを受ける場合がある。『診療所』や『保健管理センター』等の学内機関に精神科医がいて，学内にメンタルヘルス相談機能がある場合には，密接かつ円滑に連携をとることができる。このような連携においては，専門性や目的の相違に基づいて役割・機能を整理したうえで連携を図る体制を整えておくことが望まれる。また，学生相談機関は，キャンパス近隣に紹介・連携可能なクリニックや病院を把握しておく必要

がある」(日本学生支援機構，2009)と述べられており，学内の学生相談機関と学外の医療機関との連携や，学生のリファーの必要性を指摘している。

このような前提を踏まえて，本書では，大学生の精神科や心療内科への受診意欲について検討を行った。第2章ならびに第5章の研究によって得られた知見から，受診の意思決定を支援するための情報提供として，①どのような状態になれば受診をする必要があるのかについての具体的な情報，②周囲の人がうつ病や抑うつ状態で苦しんでいる際の具体的な働きかけ，③精神科や心療内科における治療や支援の具体的内容，④治療にかかる経費，⑤治療によるメリットや留意点，⑦薬物療法の具体的な内容と経過，副作用などの留意点，が考えられた。加えて第2章の研究結果から，男性と女性で受診意欲を妨げる要因が異なる可能性が示唆されたことから，情報提供の際には，対象に応じた工夫が必要になることが示唆された。このような情報提供のアプローチ方法は，属性別情報提供として欧米を中心に展開されつつある（梅垣，2014）。また日本においても，うつ病の普及啓発を行っているホームページにおいて，当事者向けの情報とは別に，うつ病で苦しんでいる家族や友人を持つ人向けの情報提供を行っているものがある（例：ファイザー株式会社：こころの陽だまり http://www.cocoro-h.jp/index.html）。

一般的なうつ病の情報提供がうつ病の治療や援助に対する否定的な態度を変容させることが難しいといった報告（Hegerl et al., 2003）を踏まえれば，これまでのうつ病の普及啓発活動で行われてきたうつ病に関する一般的な情報提供に加えて，性別などの属性を考慮した情報提供を行うことで，より効果的に受診の意思決定を支援するための情報提供を行うことが可能になると考えられる。例えば大学生は，1年生では新生活に適応するための課題を抱えやすいが，大学4年生では卒業後の進路選択や就職活動といったストレスがかかりやすいイベントを抱えているなど，学年によって状況がまったく異なる。そうした点を踏まえ，大学生活においてストレスが掛かりやすい時期にある者を対象にした情報提供のあり方を検討し，学内のホームページやメールサービスなどを使用し，学生が情報にアクセスしやすいように工夫することが重要だろう。こうした情報提供のあり方についての検討や実践は，学生が主体的に受診の意思決定を行うことを支援するシステムを整えることにつながり，コミュニティに対す

るアプローチとして有益であると考えられる。

[3] スクリーニング・テストにおいてうつ病ハイリスクとみなされなかった者に対する支援

　本書は，大学内におけるうつ病のハイリスク者に対する支援を主体としたものである。しかしながら，二次予防の実践による効果は，ハイリスク者だけにとどまるものではなく，副次的にコミュニティ全体に対する一次予防としても機能する可能性があると考えられる。すなわち，うつ病のスクリーニング・テストの実践で得られた結果を，スクリーニング・テストを受けた対象者全員にフィードバックすることで，自身の抑うつ状態についての認識を深め，それがセルフケアやメンタルヘルス・リテラシーの向上につながる可能性が期待できるというものである。こうした機能を持たせるためには，先にも述べたように，スクリーニング・テスト実施後のフィードバックのあり方や内容に工夫が必要であろう。これまで先行研究で報告されてきた二次予防の実践をみると，フィードバックについては記載のないものがほとんどであり，どのような内容や手続きでフィードバックを行っているのかについては，筆者の知る限り不明である。スクリーニング・テストなどを実施した際には，対象者すべてに対してのフィードバックが必要不可欠であることを踏まえると，状況に合わせて可能な限り対象者全員へのフィードバックを実施することにより，うつ病という精神疾患についての普及啓発になるだけでなく，学生相談機関や大学近隣の精神科，心療内科についての情報，うつ病になった際の治療やケアについての情報，セルフケアや友人や家族がうつ病の可能性がある場合に取るべき対応など，学生にとって必要な情報を得る機会にもなり，大学生に対するうつ病の一次予防の促進にも寄与する可能性がある。

[4] 臨床心理学的地域実践における可能性

　本書では，大学生に対するうつ病予防実践に資する知見の蓄積を目的として，二次予防を促進，機能させるために大学内外の地域コミュニティにおける臨床心理学的地域実践の可能性について検討を行ってきた。一連の研究において検討を進めていくなかで，コミュニティで予防実践を機能させるためには，支援

者(専門家)と大学生(非専門家)間での情報提供のあり方が今後の展開の中核になり得る課題であることが示唆された。

　例えば，スクリーニング・テストの結果を対象者に伝え，必要な者には受診を促すことを目的としたフィードバックの際には，対象者のスクリーニング・テストの結果が分かりやすく示されていることはもちろんのこと，うつ病とはどのような精神疾患なのか，治療や費用，予後はどのようなものか，受診先や相談先にはどのようなところがあるのかなど様々な情報を盛り込む必要がある。

　ただし，これらの情報は，支援者(専門家)が一方的に必要であると考える内容や表現によって提供されるのであれば，情報の受け手である大学生(非専門家)に支援者のメッセージが適切に届かないばかりか，時には誤解を生む事態が生じる可能性もあるだろう。そうしたことを防ぐためには，情報の受け手となる大学生の特徴に応じた情報提供のあり方を検討するほかない。

　本書では，こうした問題意識から，ボトムアップ的な手法を用いて大学生の声を集約し，現代の大学生の特徴を明らかにしてきた。真に大学生に対する支援として適切な情報提供のあり方についての検討を行うためには，本書での取り組みに加えて，支援者と大学生が対等な立場でアイディアを出し合う機会を設定することが今後の臨床心理学的地域実践の中で重要であることが示された。

3　臨床心理学におけるうつ病予防に関する新たな知見

[1] 抑うつの正常と異常の判断：心理アセスメントにおける貢献

　抑うつは連続性の特徴を持つために，どのような状態を異常，すなわち疾患として扱うべきかについてこれまで様々に議論されてきたことは，本書の中ですでに触れた。先に述べた抑うつの連続性議論の他にも，うつ病の診断基準に関わる議論は，臨床心理学においてもアセスメントの文脈において重要な位置づけとなっている。

　本書では第3章でうつ病のスクリーニング・テストによるうつ病のハイリスク者の同定について検討を行ったが，そうした検討がうつ病のアセスメントにどのように貢献しうるのかについて，考察する。

　今日のうつ病の診断については，DSMやICDなどの操作的診断基準が用い

られており，それに準拠したアセスメントツールが開発されている（例えば，BDI-IIやCES-Dなど）。しかしながらこのようなツールを用いた心理アセスメントに関しては，従来，臨床心理学の中でもないがしろにされており，とりわけアセスメントツールに関する研究は，治療介入についての研究に比べ軽視されがちであったとされる（丹野，2001）。こうした臨床心理学におけるアセスメントの位置づけに対して丹野（2001）は，心理アセスメントの発展が，治療や精神病理学を下支えしながらも，研究に関しては軽視されがちであった一方で，実際には臨床心理学において重要な柱となっていることを示している。

　本書の第3章や第4章では，うつ病のスクリーニング・テストを実施する際の留意点や，非典型な抑うつのアセスメントについての検討を行った。本書で明らかにした知見は，うつ病の概念や病態が世代や社会の情勢によって移り変わるなかで，時代に特有のうつ病をアセスメントするための知見として有益であると考えられる。これまでの歴史的背景から，うつ病のアセスメントは，今後もDSMなどの操作的診断基準が中心となっていくだろう。しかしながら，うつと呼ばれる範囲が広くなったことで，従来ではうつ病と診断されなかった人までうつ病として診断してしまうという問題や，異なる病態の抑うつ状態を一括りにしてしまうという問題は未解決のままである。こうした中で，操作的診断基準を用いた幅広いうつ病概念に基づくアセスメントやスクリーニングを基本としながらも，抑うつ状態のタイプについてもアセスメントが可能となるアプローチは，心理アセスメントの発展において，また，臨床実践において，意義深い試みであると言える。ただし，第3章や第4章においても述べたように，実際の臨床実践における使用に際しては，さらなる検討が必要である。今後はそうした検討を行い，臨床実践に向けての導入を検討していくことが求められる。

[2] アナログ研究に対する貢献

　本書における一連の調査の多くは，大学生を対象としたアナログ研究である。アナログ研究は，これまで大学生を中心とした非臨床群を対象として，大規模調査や介入研究を行うことで，精神疾患の発症のメカニズムを検討したり，特定の心理療法や介入プログラムに対する効果検証を目的として実施されてきた

（丹野, 2001; 杉浦, 2009）。

　アナログ研究で扱っている対象者やそこから明らかになる特徴は，近年のわが国におけるメンタルヘルスの現状を表しているという指摘もある（丹野, 2001）。日本では，うつ病の若年化が指摘されるとともに，軽症化する例が増加している。また，大学生の時期は，うつ病を発症しやすい時期とされ，適応障害やスチューデント・アパシーなど，一見するとうつ病との鑑別が難しいと言われている。丹野（2001）はこうした現象について「ソフトな精神病理が目立つようになってきた」と述べ，わが国の臨床心理学や臨床心理実践は，これまでの病院臨床における重篤な精神疾患に対するアプローチに加えて，コミュニティベースの「ソフト臨床」が求められていると指摘している。こうした要請を受けて，アナログ研究は，これまでの臨床群の「類似物」といった位置づけから，「連続性」といった位置づけへと変化していると言える。本書においても，大学生のうつ病予防を目的として一連の研究を位置づけており，これは丹野（2001）の言うところの「ソフト臨床」に位置づけられる。

　これまでのアナログ研究では，アナログ群の抑うつ状態が，臨床群の類似物として位置づけられ，時にそうした位置づけは，非臨床群の苦しみを軽んじるような扱いであったとも言える。Seligman（1978）は，非臨床群における軽症のうつ状態を，「類似物と呼び切り捨てることは，それに苦しむ人に対して酷である」（Seligman, 1978）と述べ，従来のアナログ研究に対して痛切な指摘をした。杉浦（2009）においても，「アナログ研究の結果が臨床群にどの程度一般化できるのかについて慎重であるのは，科学者としての健全な態度と言える。一方，そこから飛躍して，健常者のうつ傾向など調べるまでもないと断定することは危険である」と述べている。本書においても，大学生として授業に参加している者の中には，様々に抑うつ状態を示す者がいること，時に，重症度はそこまで高くなくとも，その状態がうつ病で入院している者と同様のパターンをしている者の存在が示されている。本書の結果は，「類似物」として切り捨てられるアナログ群の抑うつを，適切なケアが必要な「連続性」としての抑うつとして位置づけている点において，臨床実践的に価値がある。アナログ研究が今後独自の研究領域として発展していくよう，今後の検討がさらに求められる。

4 課題と今後の展望

　本書では，大学生に対するうつ病の二次予防を促進させるための知見の蓄積を目的として，一連の研究を実施し，検討を重ねてきたものである。ただし，十分に検討できず課題として残されたものがある。本節ではそうした課題について整理し，課題解決に向けて水平的人間関係の構築（サトウ，2007）に触れ，今後の展望について論じる。

[1] スクリーニング・テストにおけるカットオフ値と抑うつ状態の類型に対する妥当性

　第3章において，BDI-IIのカットオフ値の問題として，従来のカットオフ値である14点を用いて健常と異常の差を弁別することの危険性を指摘した。しかしながら，第3章では従来のカットオフ値を使用することによる危険性を述べたにすぎず，適切なカットオフ値の具体的な値についての検討は行っていない。

　適切なカットオフ値を求めるためには，感度と特異度についての検討を行うことが必要となる。そのためにはスクリーニング・テストを実施し，抽出されたうつ病のハイリスク者が実際に診断基準を満たすかどうかの調査を行うことが必要となる。こうした検討のためには，さらに大規模な調査を実施し，適切なカットオフ値についての議論を重ねていくことが必要である。

　また，第4章において，従来型と言われるメランコリー親和型と，従来型に当てはまらないタイプである非メランコリー親和型のアセスメントの可能性を検討した。具体的にはSDSとBDI-IIの尺度項目について，因子分析によって得られた各因子やDSM-IV-TRや先行研究をもとに症状ごとにまとめたものを用いることで，対象者の抑うつの状態を合計得点以外の方法で表し，症状の高低をもとに抑うつのタイプをアセスメントしようと試みた。結果として，対象者の抑うつ状態は，メランコリー親和型と非メランコリー親和型の2つのパターンに分けられる可能性が示唆されたが，その妥当性検討は，第4章においては十分になされていない。今後は，実際のスクリーニングとして使用するこ

とを目指して，スクリーニング・テストによってメランコリー親和型，非メランコリー親和型と判断された者それぞれに臨床面接調査を行い，妥当性を検討することが求められる。

[2] 大学生に対するうつ病の二次予防実践の効果検証

　本書では，二次予防の実践に資する知見を得ることを目的とし，一連の研究を行ってきた。しかしながら，この一連の研究で明らかになった知見が，実際にどの程度効果があるのかについての効果検証は実施できていない。そこで今後の実際の効果を検証するためのアプローチ方法について述べる。

　ここでは 2 点のアプローチが考えられる。まず 1 つ目として，Caplan (1964) が「二次予防の目的は，ある一定の地域内での有病率を低下させること」と述べているように，本書の知見に基づいた二次予防の実践によって大学内のうつ病の有病率を低下させることが挙げられる。ただし，実際には二次予防の効果が適切に判断できるようになるためには，数年に渡る長期のスパンを想定する必要がある。なぜならば，本書の知見に基づいた二次予防の実践がうまく機能すれば，うつ病に罹患している学生やそのリスクのある学生を早期に見つけ，診断の機会を設けることになるために，一時的に大学内のうつ病有病率は上昇すると推測されるからである。したがって，二次予防の効果を適切に検証するためには，年単位の長期スパンでの検証を行うことが必要であろう。プログラム評価の文脈では，こうした長期スパンにおけるアウトカムに対して，1 〜 3 年後に評価を行うのが適切なものを「即時的アウトカム」，4 〜 6 年後に評価を行うのが適切なものを「中期的アウトカム」，7 〜 10 年後に評価を行うのが適切なものを「長期的アウトカム」と呼ぶ（安田・渡辺，2008）。ここでのケースでは，中期的アウトカムあるいは，長期的アウトカムになるものと考えられる。

　一方で，短期的に実践の効果を検証することも可能である。これが 2 点目のアプローチである，スクリーニング・テストの実施における受診率の変化についての検討である。スクリーニング・テストの実施後の呼び出し面接に全員が応じていないことは，先にも述べたとおりである（井﨑ら，2010; 三宅・岡本，2015）。大学内の学生相談機関における経年の利用者数や，学外における心療

内科や精神科への受診について調査を実施し，受診率の増加が認められることによって，効果が判断できる。こうしたアウトカムも，二次予防の効果検証においては重要なものと考えられる。

　上記のような効果検証は，いわゆるプログラム評価と呼ばれるものである。プログラム評価とは，「学校，病院，政府機関，企業，コミュニティなどの社会的環境において，"生活の質の向上"，"個人・組織の効率性の追求"，"疾病や危機の予防"，"社会的問題の解決"などを目的として実施される人為的なプログラムが，本来想定した目的をどの程度実現しているかを検証し，その結果を関係者に報告する一連の活動」（渡辺，2000）と定義される。大学生に対するうつ病の二次予防は，言わば，スクリーニング・テストの実施とフィードバック，それに伴う受診行動の促進からなる大学内外のコミュニティにおける介入プログラムであると言うことが可能である。そうした介入プログラムに対する効果検証として，プログラム評価の手法を用いることで，実践上の問題点が明らかになり，当事者とコミュニティにとってより良い臨床実践の資する知見の蓄積が可能になる。

[3] 学内外のコミュニティにおけるうつ病予防を目的とした効果的な情報提供のあり方

　学内外におけるコミュニティでうつ病の二次予防を進めていく際の情報提供のあり方が，学内外のコミュニティに対する臨床心理学的地域実践の中核になり得ることはすでに述べた。

　本書では，一般的なうつ病の情報提供だけではうつ病の治療や援助に対して個人が持つ否定的な態度を変容させることが難しいという指摘（Hegerl et al., 2003）と，うつ病治療や援助に対する認識を変容させるためには，①個人が持つうつ病に対する態度や信念，②治療・援助を妨げる要因に対する個人の態度や認識，③援助要請を阻害する個人要因，の３点を考慮する必要があるという指摘（Hirschfeld et al., 1997）を踏まえ，大学生が持つ実際の認識をボトムアップ的に検討したものであり，第２章，第５章によって明らかにされた知見は，大学生の認識に基づいた情報提供の内容の検討に資するものであると考えられる。

しかしながら，情報提供の手段に関する検討は十分に行うことができなかった。第5章において，情報提供の手段として専門家と非専門家におけるリスク認知のズレを解消することを目的としたリスク・コミュニケーションの可能性を取り上げたが，こうした対話型の情報提供のあり方についての検討が今後ますます必要になってくると考えられる。

対話型の情報提供としては，すでに取り上げているリスク・コミュニケーションの他に，「カフェ型」ヘルスコミュニケーションと呼ばれるものがある（孫，2013）。「カフェ型」ヘルスコミュニケーションは，専門家と非専門家による，対等で双方向なコミュニケーションにより，互いの価値観やコンテキストを理解し合うためのプラットフォームであり，英国由来の「サイエンス・カフェ」の手法を応用したものである。そこでは，医療や健康に関わる問題について，一般市民や疾病に罹患している当事者と，医療者が対等な関係で対話し，学びを深めることが，専門家と非専門家の立場の非対称性が緩和され，お互いのコンテキストのズレの解消の一助となっていることが示されている（孫，2013）。

リスク・コミュニケーションや「カフェ型」ヘルスコミュニケーションなどの，対話型の情報提供についての取り組みは，まだ端緒についたばかりである。こうした情報提供の手法について，どのような場，どのようなメンバーでどういったテーマで行うのが良いのか等の検討を，今後丁寧に進めていくことにより，学内外でのコミュニティにおける実践活動に資する有益な知見をもたらすものになるだろう。

[4] おわりに：個人のライフを支える水平的人間関係の構築

本書では，うつ病の発症リスクが高まる大学生の時期（Harrington & Clark, 1998）にうつ病を予防することで，学生個人のライフ（生命・生活・人生）をトータルで支えることを目指してきた。一連の研究では，大学生の生活や実態に根ざした支援のあり方を考えること，大学生の生活の場である大学内外のコミュニティに目を向けることを念頭におき，早期発見に関する倫理的な問題と受診の意思決定を支える情報提供のあり方についての知見を，一連の研究を通して提供してきた。

本書での考察を踏まえると、うつ病の二次予防を機能させるためには、専門家と非専門家の協働が必要であり、そしてその際に重要となるのは、非専門家-専門家間に見られがちな、パターナリスティクな人間関係ではなく、サトウ（2007）が示す水平的人間関係の構築である。こうした取り組みは、海外ではすでに始められている。例えばイギリスでは、精神疾患の非罹患者と罹患者とが対等な立場で交流する「Time to Change」という取り組みが行われており、「Time to Change」に参加することによって非罹患者の持つスティグマ的な態度の改善に効果があることが実証されている（Evans-Lacko et al., 2013）。このことからも分かるように、今後は、これまでの専門家から非専門家への一方向的な知識啓発という情報提供ではなく、「専門家-非専門家」といった、非対称的な関係性から脱却し、対等な立場で協働する、対話型の情報提供に関する取り組みがより必要となっていくだろう。そしてそのためのプラットフォームとなるべく、方法論や理論を整備していくことが、大学生のうつ病の予防に資するだけでなく、今後の臨床心理学や臨床心理実践の可能性を拓く一助になると考えられる。

　コミュニティにおける水平的人間関係の構築を目指すことは、人を人としてみて、付き合うという、人間関係構築の原点に立ち返ることの重要性を改めて提示している。そうしたコミュニティにおける水平的人間関係の構築に支えられて、人は、自身のライフ（生命・生活・人生）を、病気や、さまざまな情報にまどわされることなく、主体的に選びとることが可能になるのである。大学生に対するうつ病の二次予防の実践においては、そうした視点こそが極めて重要であると考えられる。

あとがき

　本書は，2016 年度に立命館大学大学院文学研究科に提出した博士論文に大幅に加筆修正を行ったものである。本書の執筆，出版にあたり，多くの皆様にお力添えをいただいた。この場を借りて，心から感謝を申し上げたい。

　博士後期課程の指導教員であるサトウタツヤ先生には，筆者を博士後期課程から引き受けてくださり，研究者としてだけでなく人間として成長するための貴重な機会や経験をさせていただいた。ご指導のなかで，はじめての留学の機会もいただき，文字通り世界の広さと研究の面白さ・奥深さの一端に触れることができた。サトウ先生の懐の深さ，暖かさに改めて感謝申し上げたい。そして修士課程の指導教員であった小杉考司先生には，学部卒で右も左も分からない筆者に一から研究のご指導いただいた。ユーモアあふれる小杉ゼミでの指導の中で，折に触れていただいた言葉は，現在研究を続けていく上での支えになっている。お二人の先生方に改めて感謝申し上げる。

　山口大学医学部精神科の渡邉義文先生，松尾幸治先生には，快く調査協力をいただいた。貴重な機会をいただいたこと，改めて感謝申し上げる。

　そしてサトゼミでお世話になった安田裕子先生，木戸彩恵先生，若林宏輔先生，福田茉莉先生，日高友郎先生，滑田明暢先生，同期の山田早紀さん，中妻拓也さん，春日秀朗さん，サトゼミの後輩の皆様に支えられて，本書を執筆することができたことは言うまでもない。皆様のお名前をすべて列挙することはできないが，ここに改めてお礼を申し上げたい。

　本書を出版するにあたって，ナカニシヤの宍倉様のお力添えなくては，こうして形にすることが叶わなかった。粘り強くご指導いただいたこと，感謝申し上げる。

　最後に，修士課程修了後，故郷である山口を離れ，心理臨床を続けながら博

士後期課程に進学すると言い始めた自由奔放な筆者を温かく見守り，ときに経済的に精神的に励まし続けてくれた父，母，祖母，弟，そして夫に心から感謝の意を表したい。本当にありがとうございました。

本書は，2017年度立命館大学人文学会博士論文出版助成金を受けています。

引用文献

阿部 隆明・大塚 公一郎・永野 満・加藤 敏・宮本 忠雄（1995）.「未熟型うつ病」の臨床 精神病理学的検討：構造力動論（W. Janzarik）からみたうつ病の病前性格と臨床像臨床 精神病理, *16*, 239-248.

Abramson, L., Seligman, M., & Teasdale, J. (1978). Learned helplessness in humans: Critique and formulation. *Journal of Abnormal Psychology, 87*, 49-74.

赤澤 正人・松本 俊彦・勝又 陽太郎・木谷 雅彦・廣川 聖子・亀山 昌子・横山 由香里・高橋 祥友・川上 憲人・渡邉 直樹・平山 正実・竹島 正（2011）. 死亡時の職業の有無でみた自殺既遂者の心理社会的特徴：心理学的剖検による 76 事例の検討 日本社会精神医学雑誌, *20*, 82-93.

American Psychiatric Association. (2000). Practice guideline for the treatment of patients with major depressive disorder, second edition. *American Journal of Psychiatry, 157*, 1-45.

American Psychiatric Association. (2000). *Diagnostic and Statistical Manual of Mental Disorders. 4th ed. Text Revision.* Washington DC: American Psychiatric Association（アメリカ精神医学会 高橋 三郎・大野 裕・染矢 俊幸（訳）（2002）. DSM-IV-TR 精神疾患の診断・統計マニュアル 医学書院）

American Psychiatric Association. (2013). *Diagnostic and Statistical Manual of Mental Disorders, Fifth Edition.* Washington DC: American Psychiatric Publishing（アメリカ精神医学会 高橋 三郎・大野 裕・染矢 俊幸・神庭 重信・尾崎 紀夫・三村 將・村井 俊哉（訳）（2014）. DSM-5 精神疾患の診断・統計マニュアル 医学書院）

Andermann, A., Blancquaert, I., Beauchamp, S., & Déry, V. (2008). Revisiting Wilson and Jungner in the genomic age: A review of screening criteria over the past 40 years. *Bulletin of the World Health Organization, 86*, 317-319.

青木 邦男・松本 耕二（1997）. 女子大生の抑うつ状態とそれに関連する要因 学校保健研究, *39*, 207-220.

Arnau, R. C., Meagher, M. W., Norris, M. P., & Bramson, R. (2001). Psychometric evaluation of the Beck Depression Inventory-II with primary care medical patients. *Health Psychology, 20*, 112-119.

Arslan, G., Ayranci, U., Unsal, A., & Arslantas, D. (2009). Prevalence of depression, its correlates among students, and its effect on health-related quality of life in a Turkish university. *Upsala Journal of Medical Sciences, 114*, 170-177.

Bech, P., Rasmussen, N. A., Olsen, L. R., Noerholm, V., & Abildgaard, W. (2001). The sensitivity and specificity of the major depression inventory, using the present state examination as the index of diagnostic validity. *Journal of affective disorder, 66*, 159-164.

Beck, A. T., Rush, A. J., Shaw, B. F., & Emery, G. (1979). *Cognitive therapy of depression.* New York, NY: Guilford.

Beck, A. T., Steer, R. A., & Brown, G. K. (1996). *Beck depression inventory* (2nd ed. Manual). San Antonio, TX: The Psychological Corporation.

Beck, A. T., Ward, C. H., Mendelson, M., Mock, J., & Erbaugh, J. (1961). An inventory for measuring depression. *Archives of General Psychiatry, 4*, 561-571.

Becker, M. H. (1974). *The health belief model and personal health behavior.* Thorofare, NJ: Charles B. Slack.

Becker, M. H., Drachman, R. H., & Kirscht, J. P. (1974). A new approach to explaining sick-role behavior in low-income populations. *American Journal of Public Health, 64,* 205-216.

Bernick, P・西郷 達雄・小川 さやか・富永 ちはる・林田 雅希・調 漸・田山 淳 (2013). 新入生のメンタルヘルス対策――健康診断における全員面接の導入―― *Campus Health, 50,* 221-226.

Bertolote, J. M., & Fleischmann, A. (2002). Suicide and psychiatric diagnosis: A worldwide perspective. *World Psychiatry, 1,* 181-185.

Braithwaite, S. R., & Fincham, F. D. (2007). ePREP: Computer based prevention of relationship dysfunction, depression and anxiety. *Journal of Social & Clinical Psychology, 26,* 609-622.

Caplan, G. (1964). *Principles of preventing psychiatry.* New York, NY: Basic Books.（カプラン, G. 新福 尚武（監訳）（1970）．予防精神医学　朝倉書店）

張 賢徳（2012）．精神医療と自殺対策　精神神経学雑誌, *114,* 553-558.

Christensen, H., Pallister, E., Smale, S., Hickie, I. B., & Calear, A. L. (2010). Community-based prevention programs for anxiety and depression in youth: a systematic review. *The Journal of Primary Prevention, 31,* 139-170.

Chung, H., Klein, M. C., Silverman, D., Corson-Rikert, J., Davidson, E., Ellis, P., & Kasnakian, C. (2010). A pilot for improving depression care on college campuses: Results of the College Breakthrough Series-Depression (CBS-D) project. *Journal of American College Health, 59,* 628-639.

Cohen, J. (1988). *Statistical power analysis for the behavioral sciences* (2nd ed.). Hillsdale, NJ: Lawrence Erlbaum.

Coleny, C. S., Durlak, J. A., & Kirsch, A. C. (2015). A meta-analysis of universal mental health prevention programs for higher education students. *Prevention Science, 16,* 487-507.

Corrigan, P. W., Markowitz, F. E., Watson, A., Rowan, D., & Kubiak, M. A. (2003). An attribution model of public discrimination towards persons with mental illness. *Journal of Health and Social Behavior, 44,* 162-179.

Corrigan, P. W., & Shapiro, J. R. (2010). Measuring the impact of programs that challenge the public stigma of mental illness. *Clinical Psychology Review, 30,* 907-922.

Cox, B. J., Enns, M. W., & Larsen, D. K. (2001). The continuity of depression symptoms: Use of cluster analysis for profile identification in patient and student samples. *Journal of Affective Disorders, 65,* 67-73.

Cox, B. J., Enns, M. W., Borger, S. C., & Parker, J. D. A. (1999). The nature of the depressive experience in analogue and clinically depressed samples. *Behavior Research and Therapy*, *37*, 15-24.

Coyne, J. C. (1994). Self-reported depression: Analog or ersatz depression. *Psychological Bulletin*, *116*, 29-45.

Coyne, J. C., & Gotlib, I. H. (1983). The role of cognition in depression: A critical appraisal. *Psychological Bulletin*, *94*, 472-505.

Cukrowicz, K. C., & Joiner, T. E. (2007). Computer-based intervention for anxious and depressive symptoms in a non-clinical population. *Cognitive Therapy and Research*, *31*, 677-693.

Dalton, J. H., Elias, M. J., & Wandersman, A. (2001). *Community psychology: Linking individuals and communities*. Belmont, CA: Wadsworth/Thomson Learning.（ダルトン，J. H.・イライアス，M. J.・ウォンダースマン，A.　笹尾　敏明（訳）（2007）．コミュニティ心理学――個人とコミュニティを結ぶ実践人間科学　トムソンラーニング）

Davison, G. C., & Neale, J. M. (1994). *Abnormal psychology* (6th ed.). New York, NY: John Wiley & Sons.（デビソン，G. C.・ニール，J. M.　村瀬　孝雄（監訳）（1998）．異常心理学　誠信書房）

Deane, F. P., Wilson, C. J., & Ciarrochi, J. (2001). Suicidal ideation and help negation: Not just hopelessness or prior help. *Journal of Clinical Psychology*, *57*, 901-914.

傳田　健三・賀古　勇輝・佐々木　幸哉・伊藤　耕一・北川　信樹・小山　司（2004）．小・中学生の抑うつ状態に関する調査―― Birlreson 自己記入式抑うつ評価尺度（DSRS-C）を用いて　児童青年精神医学とその近接領域, *45*, 424-436.

DePaulo, B. M. (1983). Perspectives on help-seeking. In B. M. DePaulo, A. Nadler, & J. D. Fisher (Eds.), *New directions in helping. Vol. 2 Help-seeking* (pp. 3-12). New York, NY: Academic Press.

Depue, R. A., & Monroe, S. M. (1978). Learned helplessness in the perspective of the depressive disorders: Conceptual and definitional issues. *Journal of Abnormal Psychology*, *87*, 3-20.

土井　由利子（2009）．日本における行動科学研究――理論から実践へ　*Public Health*, *58*, 2-10.

独立行政法人日本学生支援機構（2007）．大学における学生相談体制の充実方策について――「総合的な学生支援」と「専門的な学生相談」の「連携・協働」――　独立行政法人日本学生支援機構 Retrieved from 〈http://www.jasso.go.jp/gakusei/archive/__icsFiles/afieldfile/2015/12/09/jyujitsuhousaku_2.pdf〉（2016 年 10 月 18 日）

Duffy, K. G., & Wong, F. Y. (1996). *Community Psychology*. Boston, MA: Allyn and Bacon.（ダッフィ，K. G.・ワン，F. Y.　植村　勝彦（監訳）（1999）．コミュニティ心理学――社会問題への理解と援助　ナカニシヤ出版）

Eisenberg, D., Hunt, J., & Speer, N. (2012). Help-seeking for mental health on college campuses: Review of evidence and next steps for research and practice. *Harvard*

Review of Psychiatry, 20, 222-232.

Elwy, A. R., Yeh, J., Worcester, J., & Eisen, V. (2011). An illness perception model of primary care patient's help seeking for depression. *Qualitative Health Research, 21*, 1495-1507.

Evans-Lacko, S., Malcolm, E., West, K., Rose, D., London, J., Rüsch, N., Little, K., Henderson, C. , Thornicroft, G. (2013). Influence of Time to Change's social marketing interventions on stigma in England 2009-2011. *British Journal of Psychiatry, 202*, S77-S88.

Fawzi, M., El-Maghraby, Z., El-Amin, H., & Sahloul, M. (1982). *The Zagazig Depression Scale manual.* Cairo, Egypt: El-Nahda El-Massriya.

Flett, G. L., Vredenburg, K., & Krames, L. (1997). The continuity of depression in clinical and nonclinical samples. *Psychological Bulletin, 121*, 395-416.

藤井 美和・小杉 考司・李 政元 (2005). テキストマイニング入門 中央法規

福田 一彦・小林 重彦 (1973). 自己評価式抑うつ性尺度の研究 精神神経学雑誌, *75*, 673-679.

Furnham, A. (1988). *Lay theories: Everyday understanding of problems in the social sciences.* New York, NY: Pergmon Press.

Furnham, A., & Kuyken, W. (1991). Lay theories of depression. *Journal of Social Behavior and Personality, 6*, 329-342.

Garland, A. F., & Zigler, E. F. (1994). Psychological correlates of help-seeking attitudes among children and adolescents. *American Journal of Orthopsychiatry, 64*, 586-593.

Garlow, S. J., Rosenberg, J., Moore, J. D., Haas, A. P., Koestner, B., Hendin, H., & Nemeroff, C. B. (2008). Depression, desperation, and suicidal ideation in college students: results from the American Foundation for Suicide Prevention College Screening Project at Emory University. *Depression & Anxiety, 25*, 482-488.

弦間 亮・サトウ タツヤ・水月 昭道 (2008). 学生相談室への来談・非来談の葛藤──KJ法による大学生の語りの検討── 立命館人間科学研究, *17*, 47-59.

Gillham, J. E., Shatté, A. J., & Freres, D. R. (2000). Depression prevention: A review of cognitive-behavioral and family interventions. *Applied & Preventive Psychology, 9*, 63-88.

Golin, S., & Hartz, M. A. (1979). A factor analysis of the Beck Depression Inventory in a mildly depressed population. *Journal of Clinical Psychology, 35*, 322-325.

Haas, A., Koestner, B., Rosenberg, J., Moore, D., Garlow, S. J., Sedway, J., Nicholas, L., Hendin, H., Mann, J. J., & Nemeroff, C. B. (2008). An interactive web-based method of outreach to college students at risk for suicide. *Journal of American College Health, 57*, 15-22.

Halgin, R. P., Weaver, D. D., Edell, W. S., & Spencer, P. G. (1987). Relation of depression and help-seeking history to attitudes toward seeking professional psychological help. *Journal of Counseling Psychology, 34*, 177-185.

Hamilton, M. (1960). A rating scale for depression. *Journal of Neurology, Neurosurgery* and Psychiatry, 23, 56-62.

Harrington, R., & Clark, A. (1998). Prevention and early intervention for depression in adolescence and early adult life. *European Archives of Psychiatry and Clinical Neuroscience, 248*, 32-45.

畑 栄一・土井 由利子（2009）．行動科学――健康づくりのための理論と応用　南江堂

Hawe, P., Degeling, D., & Hall, J. (1990). *Evaluating health promotion; A health Worker's guide.* Sydney, Australia: MacLennan & Petty.（ハウ，P.・デグリング，D.・ホール，J.　鳩野 洋子・曽野 智史（訳）（2003）．ヘルスプロモーションの評価――成果につながる5つのステップ　医学書院）

早川 東作（2008）．学生の精神健康調査実施状況　*Campus Health, 46*, 74-77.

Hegerl, U., Althaus, D., & Stefanek, J. (2003). Public attitudes towards treatment of depression: Effects of an information campaign. *Pharmacopsychiatry, 36*, 288-291.

Hempel, C. G. (1965). *Aspects of scientific explanation: and other essays in the philosophy of science.* London: Collier-Macmillan.（ヘンペル，C. G.　長坂 源一郎（訳）（1973）．科学的説明の諸問題　岩波書店）

広瀬 徹也（1977）．「逃避型抑うつ」について　宮本 忠雄（編）「躁うつ病」の精神病理2（pp. 61-87）　弘文堂

Hirschfeld, R. M., Keller, M. B., Panico, S., Arons, B. S., Barlow, D., Davidoff, F., Endicott, J., Froom, J., Goldstein, M., Gorman, J. M., Marek, R. G., Maurer, T. A., Meyer, R., Phillips, K., Ross, J., Schwenk, T. L., Sharfstein, S. S., Thase , M. E., & Wyatt, R. J. (1997). The National Depressive and Manic-Depressive Association consensus statement on the undertreatment of depression. *JAMA, 277*, 333-340.

久田 満（2007）．精神保健における予防　日本コミュニティ心理学会（編）　コミュニティ心理学ハンドブック（pp. 55-69）　東京大学出版会

Ibrahim, A. K., Kelly, S. J., Adams, C. E., & Glazebrook, C. (2013). A systematic review of studies of depression prevalence in university students. *Journal of Psychiatric Research, 47*, 391-400.

一般診療科におけるうつ病の予防と治療のための委員会（2008）．うつ病診療の要点10　一般診療科におけるうつ病の予防と治療のための委員会　Retrieved from〈www.jcptd.jp/medical/point_10.pdf〉（2016年10月16日）

井﨑 ゆみ子・武久 美奈子・前田 健一（2010）．大学新入生のメンタルヘルス――GHQによるスクリーニングと面接を施行して――　精神科治療学, *25*, 523-530.

Johansson, N. (1991). Effectiveness of a stress management program in reducing anxiety and depression in nursing students. *Journal of American College Health, 40*, 125-129.

Joint Committee on Standards for Educational Evaluation (1994). *The program evaluations standards.* Thousand Oaks, CA: Sage.

Jorm, A. F. (2000). Mental health literacy. Public knowledge and beliefs about mental disorders. *British Journal of Psychiatry, 177*, 396-401.

亀山 晶子・及川 恵・坂本 真士（2015）．女子大学生における抑うつ予防のための改訂版心理教育プログラムの検討　心理学研究, *86*, 577-583.

笠原 嘉（1978）．退却神経症という新カテゴリーの提唱——ステューデント・アパシー 第二報　中井 久夫・山中 康弘（編）　思春期の精神病理と治療（pp. 287-319）　岩崎学術出版社

笠原 洋勇（1992）．うつ病の軽症化　医学のあゆみ, 160, 823-826.

樫原 潤（2016）．うつ病罹患者に対する信念のプロトタイプ分析——日本人大学生の場合——　心理学研究, 87, 111-121.

勝谷 紀子・岡 隆・坂本 真士・朝川 明男・山本 真菜（2011）．日本の大学生におけるうつのしろうと理論——テキストマイニングによる形態素解析とKJ法による内容分析——　社会言語科学, 13, 107-115.

川上 憲人（2007）．厚生労働科学研究費補助金　こころの健康科学研究事業「こころの健康についての疫学調査に関する研究」　平成18年度総括・分担研究報告書 Retrieved from 〈http://www.ncnp.go.jp/nimh/keikaku/epi/Reports/H18WMHJR/H18WMHJR01.pdf〉（2016年11月10日）

川人 潤子・堀 匡・大塚 泰正（2010）．大学生の抑うつ予防のための自己複雑性介入プログラムの効果　心理学研究, 81, 140-148.

川喜田 二郎（1967）．発想法——創造性開発のために——　中央公論社

川本 静香（2011）．抑うつ尺度における因子構造の再検討　日本心理学会第75回大会発表論文集, 333.

川本 静香（2016）．うつ病の受診意欲を妨げる要因について——テキストマイニングを用いた探索的検討——　対人援助学研究, 4, 16-24.

Kawamoto, S., & Kosugi, K. (2010). Classifying depression in university students by using the latent structure model. 山口大学教育学部論叢, 60, 109-114.

川本 静香・小杉 考司（2012）．ブートストラップ法を用いた抑うつ概念における類型論的アプローチ　立命館人間科学研究, 25, 109-113.

川本 静香・渡邉 卓也・小杉 考司・松尾 幸治・渡邉 義文・サトウ タツヤ（2014）．うつ病アナログ群の特徴について——抑うつの連続性検討の観点から　パーソナリティ研究, 23, 1-12.

川島 大輔・小山 達也・川野 健治・伊藤 弘人（2009）．希死念慮者へのメッセージにみる，自殺予防に対する医師の説明モデル——テキストマイニングによる分析　パーソナリティ研究, 17, 121-132.

Kaya, M., Genç, M., Kaya, B., & Pehlivan, E. (2007). Prevalence of depressive symptoms, ways of coping, and related factors among medical school and health services higher education students. *Turkish Journal of Psychiatry, 18*, 137-146.

Kessler, R. C., Berglund, P., Demler, O., Jin, R., Koretz, D., Merikangas, K. R., Rush A. J., Walters, E. E., & Wang, P. S. (2003). The epidemiology of major depressive disorder: Results from the National Comorbidity Survey Replication (NCS-R). *Journal of the American Medical Association, 289*, 3095-3105.

吉川 肇子（2012）．リスク・コミュニケーション——「リスク伝達」を超えて　中谷内 一也（編）　リスクの社会心理学——人間の理解と信頼の構築に向けて（第10章, pp. 195-207）　有斐閣

Kim, K. B., Cohen, S. M., Oh, H. K., & Sok, S. R. (2004). The effects of meridian exercise on anxiety, depression, and self-esteem of female college students in Korea. *Holistic Nursing Practice, 18*, 230-234.

木村 真人・梅垣 佑介・水野 治久 (2014). 学生相談機関に対する大学生の援助要請行動のプロセスとその関連要因――抑うつと自殺念慮の問題に焦点をあてて―― 教育心理学研究, *62*, 173-186.

木下 冨雄 (2000). 概説 リスク認知とリスクコミュニケーション リスク研究学会 (編) リスク学辞典 (pp. 260-267) TBSブリタニカ

Kirk, L., Brody, C., Solomon, A., & Haaga, D. A. F. (1999). Lay theories concerning causes and treatment of depression. *Journal of Rational-Emotive & Cognitive-Behavior Therapy, 17*, 237-248.

Kitamura, T., Fujihara, S., Iwata, N., Tomoda, A., & Kawakami, N. (1999). Epidemiology of psychiatric disorders in Japan. In Y. Nakane, & M. Radford, (Eds.), *Images in psychiatry: Japan* (pp. 37-64). Paris: World Psychiatric Association.

Klein, D. (1968). *Community dynamics and mental health.* New York, NY: John Wiley.

小池 春妙・伊藤 義美 (2012). メンタルヘルス・リテラシーに関する情報提供が精神科受診意図に与える影響 カウンセリング研究, *45*, 155-164.

Koivisto, P., Vuori, J., & Nykyri, E. (2007). Effects of the school-to-work group method among young people. *Journal of Vocational Behavior, 70*, 277-296.

Kojima, M., Furukawa, T., Takahashi, H., Kawai, M., Nagaya, T., & Tokudome, S. (2002). Cross-cultural validation of the Beck Depression Inventory-II in Japan. *Psychiatry Research, 110*, 291-299.

小嶋 雅代・古川 壽亮 (2003). 日本版BDI-II手引き 日本文化科学社

国立大学法人保健管理施設協議会 (2008). 学生の健康白書2005 国立大学法人保健管理施設協議会 Retrieved from 〈http://hotai1.htc.nagoya-u.ac.jp/~kondo/hakusho/hakusho2005.pdf〉(2016年11月11日)

厚生労働省 (2010). (別添) 職場におけるメンタルヘルス対策検討会報告書 厚生労働省労働基準局 Retrieved from 〈http://www.mhlw.go.jp/stf/houdou/2r9852000000q72mmg/2r9852000000q7tk.pdf〉(2016年11月11日)

厚生労働省 (2014). 平成26年度患者調査 人口動態・保健社会統計課保健統計室 Retrieved from 〈http://www.mhlw.go.jp/toukei/saikin/hw/kanja/14/〉(2016年11月11日)

厚生労働省 (2002). 平成12年度保健福祉動向調査 社会統計課国民生活基礎調査室 調査第3係 Retrieved from 〈http://www.mhlw.go.jp/toukei/saikin/hw/hftyosa/hftyosa00/〉(2016年11月11日)

小杉 素子 (2012). 一般人と専門家の溝――専門家も真空にいるわけではない 中谷内一也 (編) リスクの社会心理学――人間の理解と信頼の構築に向けて (pp. 113-129) 有斐閣

Kraepelin, E. (1899). *Kompendium der Psychiatrie.* Leipzig, Deutschland: Abel. (クレペリン, E. 西丸 四方・西丸 甫夫 (訳) (1986). 精神医学2 躁うつ病とてんかん

みすず書房)
窪田 由紀 (2009). 臨床実践としてのコミュニティ・アプローチ 金剛出版
Kuyken, W., Brewin, C. R., Power, M. J., & Furnham, A. (1992). Causal beliefs about depression in depression patients, clinical psychologists and lay persons. *British Journal of Medical Psychology, 65*, 257-268.
Leflar, R. B. (1996) Informed consent and patients' rigths in Japan. *Houston Law Review, 33*, 1-112.（レフラー，R. B. 長澤 道行（訳）(2002). 日本の医療と法——インフォームドコンセント・ルネッサンス 勁草書房）
Leonhard, K. (1957). *Aufteilung der endogenen Psychosen*. Berlin: Akademie-Verlag（福田 哲雄・岩波 明・林 拓二・新井 啓之（監訳）(2002). 内因性精神病の分類 医学書院）
Lewinsohn, P. M., Rohde, P., Seeley, J. R., & Fischer, S. A. (1993). Age-cohort changes in the lifetime occurrence of depression and other mental disorders. *Journal of Abnormal Psychology, 102*, 110-120.
Lewis, A. J. (1974). *Glossary of mental disorders and guide to their classification: For use in conjunction with the International Cassification of Diseases, 8th revision*. Geneva: World Health Organization.
Linville, P. W. (1987). Self-complexity as cognitive buffer against stress-related illness and depression. *Journal of Personality and Social Psychology, 52*, 663-676.
Lovibond, S. H., & Lovibond, P. F. (1995). *Manual for the depression anxiety stress scales* (2nd ed.). Sydney: Psychology Foundation.
Mancevska, S., Bonzinovska, I., Tecce, J., Pluncevik-Gligoroska, J., & Sivevska-Smilevska, E. (2008). Depression, anxiety and substance use in medical students in the Republic of Macedonia. *Bratislavske Lekarske Listy, 109*, 568-572.
増地 あゆみ・瀧川 哲夫 (1999). リスク認知とリスクの受容におけるメッセージの効果と関与性の役割 心理学研究, *70*, 285-292.
松井 三枝・田中 邦子・加藤 奏・倉知 正佳 (2007). 大学生のメンタルヘルス——6年間の新入生のMMPIの動向—— 富山大医学会誌, *17*, 9-12.
松浪 克文 (2009). 現代のうつ病論——診断学的問題—— 神庭 重信・黒木 俊秀（編）現代うつ病の臨床——その多様な病態と自在な対処法——（pp. 75-97）創元社
松浪 克文・山下 喜弘 (1991). 社会変動とうつ病 社会精神医学, *14*, 193-200.
松尾 信一郎 (2009).「ディスチミア親和型うつ病」を通してみる現代うつ病医療 神庭 重信・黒木 俊秀（編）現代うつ病の臨床——その多様な病態と自在な対処法——（pp. 133-154）創元社
Melartin, T., Rytsala, H. J., Leskela, U. S., Lestela-Mielonen, P. S., Sokero, T. P., & Isometsa, E. T. (2005). Continuity is the main challenge in treating major depressive disorder in psychiatric care. *Journal of Clinical Psychiatry, 66*, 220-227.
三木 治 (2002). プライマリ・ケアにおけるうつ病の実態と治療 心身医学, *42*, 586-591.
三宅 典恵・岡本 百合 (2015). 大学生のメンタルヘルス 心身医学, *55*, 1360-1366.

水野 治久・石隈 利紀（1999）．被援助志向性，被援助行動に関する研究の動向　教育心理学研究, *47*, 530-539.
Mrazek, P. J., & Haggerty, R. J. (Eds.). (1994). *Reducing risks for mental disorders: Frontiers for preventive intervention research*. Washington, DC: National Academy Press.
Munoz, R. F., Mrazek, P. J., & Haggerty, R. J. (1996). Institute of Medicine report on prevention of mental disorders: Summary and commentary. *American Psychologist*, *51*, 1116-1122.
村瀬 嘉代子（2001）．子どもと家族への統合的心理療法　金剛出版
村瀬 嘉代子（2003）．統合的アプローチ：個別的にして多面的アプローチ　臨床心理学, *3*, 659-665.
村瀬 嘉代子・古谷（積）みどり（2016）．生活の視点から心理支援を考える　一般財団法人日本心理研修センター（編）　臨床心理学（臨時増刊号，pp. 149-151）　金剛出版
Muthén, B., & Muthén, L. K. (2000). Integrating person-centered and variable centered analyses: Growth mixture modeling with latent trajectory classes. *Alcoholism: Clinical and Experimental Research*, *24*, 882-891.
永井 智（2010）．大学生における援助要請意図――主要な要因間の関連からみた援助要請意図の規定因――　教育心理学研究, *58*, 46-56.
永吉 希久子（2012）．外国籍者への権利付与意識の規定構造――潜在クラス分析を用いたアプローチ――　理論と方法, *2*, 345-361.
内閣府自殺対策推進室（2012）．地域における自殺対策取組事例集：平成24年5月　内閣府自殺対策推進室　Retrieved from 〈http://www.mhlw.go.jp/stf/seisakunitsuite/bunya/0000130787.html〉（2016年11月11日）
中川 泰彬・大坊 郁夫（1985）．日本版GHQ精神健康調査票手引き　日本文化科学社
中根 允文（2010a）．精神保健に関する日豪比較共同研究　中根 允文・吉岡 久美子・中根 秀之（編）　心のバリアフリーを目指して――日本人にとってのうつ病，統合失調症（pp. 45-76）　勁草書院
中根 秀之（2010b）．偏見，差別，社会的距離に影響するファクター　中根 允文・吉岡 久美子・中根 秀之（編）　心のバリアフリーを目指して――日本人にとってのうつ病，統合失調症（pp. 85-100）　勁草書院
中村 好一（2014）．基礎から学ぶ楽しい疫学　医学書院
日本学生相談学会（2013）．学生相談機関ガイドライン　日本学生相談学会　Retrieved from 〈http://www.gakuseisodan.com/wp-content/uploads/public/Guideline-20130325.pdf〉
National Research Council (1989). *Improving risk communication*. Washington, DC: The National Academy Press.
日本精神神経学会精神保健に関する委員会（2013）．日常臨床における自殺予防の手引き　平成25年3月版　精神神経学雑誌, *115*(3)付録　Retrieved from 〈https://www.jspn.or.jp/uploads/uploads/files/journal/suicide_prevention_guide_booklet.pdf〉（2016

年11月11日〉

日本うつ病学会気分障害の治療ガイドライン作成委員会(2016). 日本うつ病学会治療ガイドラインⅡ. うつ病(DSM-5)／大うつ病性障害 2016 日本うつ病学会気分障害の治療ガイドライン作成委員会 Retrieved from 〈http://www.secretariat.ne.jp/jsmd/mood_disorder/img/160731.pdf〉(2016年11月9日)

西山 佳子・坂井 誠(2009). 日本人大学生に対するうつ病評価尺度(BDI-II)適用の有用性 行動療法研究, 35, 145-154.

野村 総一郎(2008). うつ病の真実 日本評論社

小椋 力(2016). 予防精神医学――脆弱要因の軽減とレジリエンスの増強―― 星和書店

小椋 力(2000). 精神障害の予防 小椋 力・倉知 正佳(編) 臨床精神医学講座 S3 精神障害の予防(pp.3-11) 中山書店

及川 恵・坂本 真士(2007). 女子大学生を対象とした抑うつ予防のための心理教育プログラムの検討――抑うつ対処の自己効力感の変容を目指した認知行動療的介入―― 教育心理学研究, 55, 106-119.

及川 恵・坂本 真士(2008). 大学生の精神的不適応に対する予防的アプローチ――授業の場を活用した抑うつの一次予防プログラムの改訂と効果の検討―― 京都大学高等教育研究, 14, 145-156.

岡本 悠・拓植 道子・山田 裕子・田中 あゆみ・河原 久美子・石塚 昌保・守屋 達美(2014). 大学入学時の心理学的スクリーニング結果とカウンセラーの介入に関する一考察 Campus Health, 51, 564-566.

Okumura, Y., Sakamoto, S., Tomoda, A., Kijima, N. (2009). Latent structure of self-reported depression in undergraduates: Using taxometric procedures and information-theoretic latent variable modeling. *Personality and Individual Differences*, 46, 166-171.

奥村 泰之・亀山 晶子・勝谷 紀子・坂本 真士(2008). 1990年から2006年の日本における抑うつ研究の方法に関する検討 パーソナリティ研究, 16, 238-246.

奥村 泰之・坂本 真士(2009). 抑うつの連続性議論――より質の高い研究に向けての提言―― 心理学評論, 52, 504-518.

奥村 泰之・坂本 真士・岡 隆(2007). 大学生におけるうつ病治療の選好構造:コンジョイント分析を用いて 日本社会精神医学会雑誌, 16, 3-12.

大隅 昇(2013). WordMinerにおけるクラスター化法 テキスト・マイニング研究会 Retrieved from 〈http://wordminer.org/wp-content/uploads/2013/04/1_1.pdf〉(2016年4月1日)

Perris, C. (1966). A study of bipolar (manic-depressive) and unipolar recurrent depressive psychoses. *Acta Pssychaity] Scand Suppl*, 194, 15-44.

Persons, J. B. (1986). The advantages of studying psychological phenomena rather than psychiatric diagnoses. *American Psychologist*, 41, 1252-1260.

Persons, J. B., & Davidson, J. (2009). Cognitive-behavioral case formulation. In K. S. Dobson (Ed.), *Handbook of cognitive-behavioral therapies* (3rd ed.). New York, NY:

Guilford Press.

ファイザー株式会社（2007）．こころの陽だまり　ファイザー株式会社　Retrieved from 〈http://www.cocoro-h.jp/index.html〉（2016年10月18日）

Rachman, S. J., & de Silva, P. (1978). Abnormal and normal obsessions. *Behaviour Research and Therapy, 16*, 233-248.

Radloff, L. S. (1977). The CES-D scale: A report of depression scale for research in the general population. *Applied Psychological Measurement, 1*, 385-401.

Rippere, V. (1980). Predicting consensus about propositions concerning depresiion and antidepression behavior: Another cognitive dimension of commonsense knowledge. *Behavior Research and Therapy, 18*, 259-264.

Roberts, S., Carol, A., Kim, R., & Hounchell, J. (2010). Relationships between aggression, depression, and alcohol, tobacco: Implications for healthcare providers in student health. *Journal of the American Academy of Nurse Practitioners, 22*, 369-375.

坂野　雄二（2011）．認知行動療法の基礎　金剛出版

Sarason, S. B. (1974). *The psychological sense of community: Prospects for a community psychology*. New York, NY: Jossey-Bass.

サトウ　タツヤ（2007）．ボトムアップな人間関係――心理・教育・福祉・環境・社会の12の現場から　未来を拓く人文・社会科学シリーズ02　東信堂

Schmitt, M., Beckmann, M., Dusi, D., Maes, J., Schiller, A., & Schonauer, K. (2003). Messgüte des vereinfachten Beck-Depressions-Inventars (BDI-V). *Diagnostica, 49*, 147-156.

Scott, M. A., Wilcox, H. C., Schonfeld, I. S., Davies, M., Hicks, R. C., Turner, J. B., & Shaffer, D. (2009). School-based screening to identify at-risk students not already known to school professionals: The Columbia Suicide Screen. *American Journal of Public Health, 99*, 334-339.

Seligman, M. E. P. (1978). Comment and integration. *Journal of Abnormal Psychology, 11*, 43-70.

Sheehan, D. V., Lecrubier, Y., Sheehan, K. H, Amorim, P., Janavs, J., Weiller, E., Hergueta, T., Baker, R., & Dunbar, G. C. (1998). The mini international neuropsychiatric interview (M.I.N.I.): The development and validation of a structured diagnostic psychiatric interview for DSM-IV and ICD-10. *Journal of Clinical Psychiatry, 59*, 22-33.（シーハン，D. V., & ルクリュビュ，Y.　大坪　天平・宮岡　等・上島　国利（訳）（2000）．精神疾患簡易構造化面接法　星和書店）

Sherwood, C., Salkovskis, P. M., & Rimes, K. A. (2007). Help-seeking for depression: The role of beliefs, attitudes and mood. *Behavioral and Cognitive Psychotherapy, 35*, 541-554.

澁谷　雅子・七里　佳代・村山　賢一・佐藤　千代子・神主　京子・上ノ山　友子・真島　一郎・黒田　毅・鈴木　芳樹（2014）．新潟大学メンタルヘルス検診7年間の検証――精神保健活動との連関　第51回全国大学保健管理研究集会報告書, 512-514.

新納　浩幸（2007）．Rで学ぶクラスタ解析　オーム社

白石　智子（2005）．大学生の抑うつ傾向に対する心理的介入の実践研究——認知療法による抑うつ感軽減・予防プログラムの効果に関する一考察——　教育心理学研究, 53, 252-262.

下山　晴彦（1987）．学生相談における新たな心理臨床モデルの提案：関係性の理念に基づく「つなぎ」モデル　東京大学学生相談所紀要, 5, 11-29.

下山　晴彦（1994）．「つなぎモデル」によるスチューデント・アパシーの援助：「悩めないこと」を巡って　心理臨床学研究, 12, 1-13.

下山　晴彦（1995）．境界例援助における「手応え感」の意味：「つなぎ」モデルにおける個人と家族　心理臨床学研究, 13, 13-25.

下山　晴彦（1998）．心理学的アセスメントの多元性——精神医学的診断との比較を中心に——　精神科診断学, 9, 435-445.

下山　晴彦（2004）．臨床心理学の発展に向けて　下山　晴彦（編著）　臨床心理学のあたらしいかたち（pp. 3-24）　誠信書房

Shorter, E. (2005). *A historical dictionary of psychiatry*. New York, NY: Oxford University Press.（ショーター，E.　江口　重幸・大前　晋（監訳）（2016）．精神医学歴史辞典　みすず書房）

Slovic, P. (1994). Perceptions of risk: Paradox and challenge. In B. Brehmer, & N. E. Sahlin (Eds.), *Future risks and risk management* (pp. 63-78). Boston, MA: Kluwer Academic Publishers.

Slovic, P. (2000). *The pereception of risk*. New York, NY: Earthscan.

孫　大輔（2013）．対話の場作りをすすめるファシリテーターと省察的実践　日本プライマリ・ケア連合学会誌, 36, 124-126.

Spitzer, R. L., Kroenke, K., & Williams, J. B. (1999). Validaton and utility of a self-report version of PRIME-MD: the PHQ primaly care study. Primary care evaluation of mental disorders. *Patient health Questionnaire JAMA*, 282, 1734-1744.

Steptoe, A., Tsuda, A., Tanaka, Y., & Wardle, J. (2007). Depressive symptoms, socio-economic background, sense of control, and cultural factors in university students from 23 countries. *International Journal of Behavioral Medicine*, 14, 97-107.

杉村　省吾（2000）．災害時ケア：阪神大震災をめぐって　氏原　寛・成田　善弘（編）　臨床心理学3巻　コミュニティ心理学とコンサルテーション・リエゾン：地域臨床・教育・研修（pp. 216-232）　培風館

杉浦　義典（2009）．アナログ研究の方法　新曜社

鈴木　広（1986）．都市化の研究——社会移動とコミュニティ　恒星社厚生閣

Symposium Melancholia (2007). Beyond DSM, Beyond Neurotransmitters, May 2-4, 2006, Copenhagen Marriot. *Acta Psychiatrica Scandinavica*, 115, 136-183.

田嶌　誠一（1991）．青年期境界例との「つきあい方」　心理臨床学研究, 9, 32-44.

田嶌　誠一（1998）．強迫症状との「つきあい方」　心理臨床学研究, 15, 573-584.

田嶌　誠一（2001）．不登校・引きこもり生徒への家庭訪問の実際と留意点　臨床心理学, 1, 202-214.

田嶌　誠一（2003）．臨床の知恵（工夫）が生まれるとき：総論と私の臨床実践　臨床心

理学, *3*, 601-614.
高橋　邦明（2004）．地域における高齢者への自殺予防活動　こころの科学, *118*, 29-33.
高畠　克子（2011）．コミュニティ・アプローチ　下山　春彦（監修）　臨床心理学研究法　第5巻　東京大学出版会
高野　明・宇留田　麗（2002）．援助要請行動から見たサービスとしての学生相談　教育心理学研究, *50*, 113-125.
竹村　和久（2012）．リスク認知の基盤――不確実性下の判断と確率判断の基本特性　中谷内一也（編）　リスクの社会心理学――人間の理解と信頼の構築に向けて（pp. 3-15）　有斐閣
Tamres, L. K., Janicki, D., & Helgeson, V. S. (2002). Sex differences in coping behavior: A meta-analytic review and an examination of relative coping. *Personality and Social Psychology Review, 6*, 2-30.
田中　生雅・荒武　幸代・間瀬　由紀・田口　多恵・杉野　裕子・田中　優司（2015）．自殺念慮が持続する大学生の健康管理　*Campus Health, 52*, 137-142.
丹野　義彦（2001）．エビデンス臨床心理学――認知行動理論の最前線　日本評論社
丹野　義彦（2004）．認知の査定：抑うつと不安の査定　下仲　順子（編）　臨床心理学全書6　臨床心理査技法1（pp. 205-238）　誠信書房
樽味　伸（2005）．現代社会が生む「ディスチミア親和型」　臨床精神医学, *34*, 687-694.
樽味　伸・神庭　重信（2005）．うつ病の社会文化的試論――特に"ディスチミア親和型うつ病"について――　日本社会精神医学会雑誌, *13*, 129-136.
田代　志門（2011）．研究倫理とは何か――臨床医学研究と生命倫理　勁草書房
Tellenback, H. (1976). *Melancholie*. Berlin: Springer.（テレンバッハ, H.　木村　敏（訳）（1985）．メランコリー（増補改訂版）　みすず書房）
Thombs, B. D., Arthurs, E., El-Baalbaki, G., Meijer, A., Ziegelstein, R. C., & Steel, R. J. (2011). Risk of bias from inclusion of patients who already have diagnosis of or are undergoing treatment for depression in diagnostic accuracy studies of screening tools for depression: systematic review. *British Medical Journal* (Online), 343(7821). doi. 10.1136/bmj.d4825.
Tijhuis, M. A., Peters, L., & Foets, M. (1990). An orientation toward help-seeking for emotional problems. *Social Science and Medicine, 31*, 989-995.
Tjia, J., Givens, J., & Shea, J. (2005). Factors associated with undertreatment of medical student depression. *Journal of American College Health, 53*, 219-224.
Tolan, P., Keys, C., Chertok, E., & Jason, L. (Eds.). (1990). *Researching community psychology: Issues of theory and methods*. Washington, DC: American Psychological Association.
Trivedi, M. H., Rush, A. J., Wisniewski, S. R., Nierenberg, A. A., Warden, D., Ritz, L., Norquist, G., Howland, R. H., Lebowitz, B., McGrath, P. J., Shores-Wilson, K., Biggs, M. M., Balasubramani, G. K., & Fava, M. ; STAR*D Study Team. (2006). Evalation of outcomes with citalopram for depression using measurement-based care in STAR*D: implications for clinical paretice. *American Journal of Psychiatry, 163*, 28-

40.

内田 千代子（2011）．大学生における休・退学，留年学生に関する調査第31報　平成22年度学生の心の悩みに関する教職員研修会　第32回全国大学メンタルヘルス研究会報告書，80-94.

植村 勝彦（2006）．コミュニティの概念　植村 勝彦・高畠 克子・箕口 雅博・原 裕視・久田 満（編）よくわかるコミュニティ心理学（pp. 2-5）ミネルヴァ書房

梅垣 祐介（2011）．うつ病患者はうつ病をどのように捉えて受診に至るのか――受診前の病識形成プロセスに関する質的研究　臨床心理学, 11, 383-395.

梅垣 佑介・木村 真人（2012）．大学生の抑うつ症状の援助要請における楽観的認知バイアス　心理学研究, 83, 430-439.

梅垣 佑介（2014）．うつと援助をつなぐ――援助資源マッチングに向けた臨床心理学研究　東京大学出版会

Vredenburg, K., Flett, G. L., & Krames, L. (1993). Analogue versus clinical depression: A critical reappraisal. *Psychological Bulletin, 113,* 327-344.

渡部 直登（2000）．プログラム評価研究　下山 晴彦（編著）臨床心理学研究の技法（pp. 147-156）福村出版

Wilson, J. M. G., & Jungner, G. (1968). *Principles and practice of screening for disease.* World Health Organization: Geneva, 163.

Winslow, C. E. A. (1949). *The evolution of public health and its objectives.* In J. S. Simmons (Ed.), Public health in the world today (pp. 19-33). Cambridge, MA: Harvard University Press.

山田 浩樹・上島 国利（2006）．服薬アドヒアランスとは――コンプライアンスからアドヒアランスへ　*Schizophrenia Frontier, 7,* 7-11.

山本 和郎（編）（2001）．臨床心理学的地域援助の展開――コミュニティ心理学の実践と今日的課題　培風館

安田 節之・渡辺 直登（2008）．プログラム評価研究の方法　下山 春彦（監修）臨床心理学研究法第7巻　新曜社

義田 俊之・中村 知靖（2007）．抑うつの促進および低減プロセスにおける自動思考の媒介効果　教育心理学研究, 55, 313-324.

吉岡 久美子（2010）．日本人のメンタルヘルスリテラシー　中根 允文・吉岡 久美子・中根 秀之（編）（2010）．心のバリアフリーを目指して――日本人にとってのうつ病，統合失調症（第2章, pp. 45-76）勁草書房

吉岡 久美子・中根 允文（2015）．メンタルヘルスリテラシー10年後研究――インターネット調査を活用した検討――　精神医学, 57, 909-917.

Zajonc, R. B. (1968). Attitudinal effects of mere exposure. *Journal of Personality and Social Psychology, 9,* 1-27.

Zimmerman, M. A. (2000). Empowerment theory: Psychological, organizational, and community levels of analysis. In J. Rappaport, & E. Seidman (Eds.), *Handbook of community psychology.* New York, NY: Plenum; Kluwer Academic.

Zong, J., Cao, Y., Shi, Y., Wang, Y., Yan, C., Abela, J., Gan, Y., Gong, Q., & Chan, R. (2010).

Coping flexibility in college students with depressive symptoms. *Health and Quality of Life Outcomes, 8*. doi. 10.1186/1477-7525-8-66.

Zung, W. (1965). A self-rating depression scale. *Archives of General Psychiatry, 12*, 63-70.

索　　引

人名・団体名索引

欧文表記

Abildgaard, W.　18
Adams, C. E.　17
Althaus, D.　43
American Psychiatric Association　2, 3, 78, 98
Andermann, A.　38, 40, 41
Arnau, R. C.　37, 63
Arslan, G.　18
Arslantas, D.　18
Arthurs, E.　36
Ayranci, U.　18
Beauchamp, S.　38
Bech, P.　18
Beck, A. T.　17, 18, 65, 85, 86, 94
Becker, M. H.　60
Beckmann, M.　17
Bernick, P.　22, 30
Bertolote, J. M.　4
Blancquaert, L.　38
Bonzinovska, I.　18
Borger, S. C.　73
Braithwaite, S. R.　14
Bramson, R.　37
Brewin, C. R.　102
Brody, C.　102
Brown, G. K.　18

Calear, A. L.　14
Caplan, G.　10-14, 17, 24, 44, 125
Carol, A.　18
Christensen, H.　14
Chung, H.　22
Ciarrochi, J.　61
Clark, A.　6, 30, 44, 110, 127
Cohen, J.　69, 70
Cohen, S. M.　14
Coleny, C. S.　14
Corrigan, P. W.　39
Corson-Rikert, J.　22
Cox, B. J.　67, 71, 73, 74
Coyne, J. C.　35, 37, 63
Cukrowicz, K. C.　14
Davidson, E.　22
Davidson, J.　3
Davies, M.　22
Deane, F. P.　61
Becker, M. H. →
DePaulo, B. M.　20
Depue, R. A.　35
Déry, V.　38
Drachman, R. H.　60
Duffy, K. G.　28
Durlak, J. A.　14
Dusi, D.　17
Edell, W. S.　19
Eisen, V.　57
Eisenberg, D.　22
El-Amin, H.　18

El-Baalbaki, G.   36
Ellis, P.   22
El-Maghraby, Z.   18
Elwy, A. R.   57,58
Emery, G.   17
Enns, M. W.   67,73
Erbaugh, J.   17
Evans-Lacko, S.   128
Fawzi, M.   18
Fincham, F. D.   14
Fischer, S. A.   6
Fleischmann, A.   4
Flett, G. L.   35
Foets, M.   19
Freres, D. R.   8
Fujihara, S.   6
Furnham, A.   102
Furukawa, T.   85
Garland, A. F.   61
Garlow, S. J.   22
Genç, M.   18
Gillham, J. E.   8
Givens, J.   18
Glazebrook, C.   17
Golin, S.   35,85
Gotlib, L. H.   35
Haaga, D. A. F.   102
Haas, A. P.   22
Haggerty, R. J.   6,12,13
Halgin, R. P.   19,51
Hamilton, M.   19
Harrington, R.   6,30,44,110,127
Hartz, M. A.   35
Hegerl, U.   43,119,126
Helgeson, V. S.   59
Hendin, H.   22
Hickie, I. B.   14
Hicks, R. C.   22
Hirschfeld, R. M.   43,46,58,126
Hounchell, J.   18

Hunt, J.   22
Ibrahim, A. K.   17,18
Isometsa, E. T.   108
Iwata, N.   6
Janicki, D.   59
Johansson, N.   14
Joiner, T. E.   14
Jungner, G.   40,41
Kasnakian, C.   22
Kawai, M.   85
Kawakami, N.   6
Kawamoto, S.   77
Kaya, B.   18
Kaya, M.   18
Kelly, S. J.   17
Kessler, R. C.   42,51
Kijima, N.   78
Kim, K. B.   14
Kim, R.   18
Kirk, L.   102
Kirsch, A. C.   14
Kirscht, J. P.   60
Kitamura, T.   6
Klein, D.   27,28
Klein, M. C.   22
Koestner, B.   22
Koivisto, P.   14
Kojima, M.   85
Kosugi, K.   77
Kroenke, K.   18
Kubiak, M. A.   39
Kuyken, W.   102
Larsen, D. K.   67
Leskela, U. S.   108
Lestela-Mielonen, P. S.   108
Lewinsohn, P. M.   6
Linville, P. W.   15
Lovibond, P. F.   18
Lovibond, S. H.   18
Maes, J.   17

Mancevska, S.　18
Markowitz, F. E.　39
Meagher, M. W.　37
Meijer, A.　36
Melartin, T.　108
Mendelson, M.　17
Mock, J.　17
Monroe, S. M.　35
Moore, J. D.　22
Mrazek, P. J.　6
Munoz, R. F.　6
Muthén, B.　78
Muthén, L. K.　78
Nagaya, T.　85
Nemerof, C. B.　22
Noerholm, V.　18
Norris, M. P.　37
National Research Council　110
Nykyri, E.　14
Oh, H. K.　14
Okumura, Y.　78, 80, 81, 83
Olsen, L. R.　18
Pallister, E.　14
Parker, J. D. A.　73
Pehlivan, E.　18
Persons, J. B.　3, 77, 115
Peters, L.　19
Pluncevik-Gligoroska, J.　18
Power, M. J.　102
Radloff, L. S.　6, 18
Rasmussen, N. A.　18
Rimes, K. A.　59
Rippere, V.　102
Roberts, S.　18
Rohde, P.　6
Rosenberg, J.　22
Rowan, D.　39
Rush, A. J.　17
Rytsala, H. J.　108
Sahloul, M.　18

Sakamoto, S.　78
Salkovskis, P. M.　59
Schiller, A.　17
Schmitt, M.　17
Schonauer, K.　17
Schonfeld, I. S.　22
Scott, M. A.　22
Seeley, J. R.　6
Seligman, M. E. P.　123
Shaffer, D.　22
Shapiro, J. R.　39
Shatté, A. J.　8
Shaw, B. F.　17
Shea, J.　18
Sheehan, D. V.　18
Sherwood, C.　59
Shorter, E.　7
Silverman, D.　22
Slovic, P.　109
Smale, S.　14
Sok, S. R.　14
Sokero, T. P.　108
Solomon, A.　102
Speer, N.　22
Spencer, P. G.　19
Spitzer, R. L.　18
Steel, R. J.　36
Steer, R. A.　18, 85
Stefanek, J.　43
Steptoe, A.　18
Symposium Meranchoria　98
Takahashi, H.　85
Tamres, L. K.　59
Tanaka, Y.　18
Tecce, J.　18
Tellenback, H.　7
Thombs, B. D.　36, 63, 64
Tijhuis, M. A.　19, 51
Tjia, J.　18
Tokudome, S.　85

Tomoda, A.　6,78
Trivedi, M. H.　106
Tsuda, A.　18
Turner, J. B.　22
Unsal, A.　18
Vredenburg, K.　35,85
Vuori, J.　14
Ward, C. H.　17
Wardle, J.　18
Watson, A.　39
Weaver, D. D.　19
Wilcox, H. C.　22
Williams, J. B.　18
Wilson, C. J.　61
Wilson, J. M. G.　40,41
Winslow, C. E. A.　10
Wong, F. Y.　28
Worcester, J.　57
Yeh, J.　57
Zajonc, R. B.　107
Ziegelstein, R. C.　36
Zigler, E. F.　61
Zung, W.　11,18,79

あ行
青木邦男　6
赤澤正人　4
朝川明男　102
阿部隆明　7,37
アメリカ精神医学会（APA）　1,65
荒武幸代　23
井﨑ゆみ子　22,30,42,125
石隈利紀　20,52,57,60
石塚昌保　22
一般診療科におけるうつ病の予防と治療のための委員会　107
伊藤耕一　6
伊藤弘人　54
伊藤義美　19,20,43
上島国利　108
植村勝彦　27
内田千代子　6
梅垣佑介　19,20,46,51,57,58,119
宇留田麗　31-34,43,45,117
江口重幸　7
及川　恵　15,16
大隅　昇　54,56
大塚公一郎　7
大塚泰正　15
大前　晋　7
岡　隆　19,102
岡本　悠　22,30
岡本百合　ii,23,30,42,52,125
小川さやか　22
奥村泰之　2,19,21,43,51,101
小椋　力　12,25

か行
賀古勇輝　6
笠原　嘉　7,37
笠原洋勇　98
樫原　潤　39,103,106
勝谷紀子　19,102
加藤　敏　7
加藤　奏　22
亀山晶子　16,17,19
川上憲人　i,4,6,15,21,51,52,75
川喜田二郎　103
川島大輔　54
川野健治　54
川人潤子　15,16
川本静香　51,63,84
河原久美子　22
神庭重信　7,37,46,77,78,83,84,97,98
北川信樹　6
吉川肇子　110
木下冨雄　109
木村真人　19-21,43,57,58
窪田由紀　26,28-30
倉知正佳　22

人名・団体名索引　151

弦間　亮　43,48,118
小池春妙　19,20,43
厚生労働省　1,6,39,107
国立大学法人保健管理施設協議会　23,24
小嶋雅代　65,66,86
小杉考司　53,63,84,109,110
古谷みどり　44
小林重彦　79,81,82
小山　司　6
小山達也　54

さ行

西郷達雄　22
坂井　誠　85
坂野雄二　14
坂本真士　2,15,19,102
佐々木幸哉　6
サトウタツヤ　43,63,124,128
澁谷雅子　22,23,30
下山晴彦　25,28,74
白石智子　15,16
新納浩幸　79
水月昭道　43
杉浦義典　64,69,77,123
杉野裕子　23
杉村省吾　26
鈴木　広　27
世界保健機関（WHO）　1,5
孫　大輔　129

た行

大坊郁夫　42
高野　明　31-34,43,45,117
高橋邦明　11
高畠克子　27
瀧川哲夫　109
田口多恵　23
武久美奈子　22
竹村和久　109

田嶌誠一　28
田代志門　41
田中あゆみ　22
田中生雅　23,30
田中邦子　22
田中優司　30
田山　淳　22
樽味　伸　7,9,37,46,77,78,83,84,97,98
丹野義彦　2,64,122,123
張　賢徳　4,5
調　漸　22
傳田健三　6
土井由利子　60
独立行政法人日本学生支援機構　120
富永ちはる　22

な行

内閣府自殺対策推進室　5
永井　智　20,21,43
中川泰彬　42
中根允文　101,102
中根秀之　59
永野　満　7
中村知靖　15
中村好一　36
永吉希久子　78
西山佳子　85
日本学生相談学会　30
日本精神神経学会　107

は行

畑　栄一　60
早川東作　23,24
林田雅希　22
久田　満　12,13,25
広瀬徹也　7,37
福田一彦　79,81,82
藤井美和　53
古川壽亮　65,66,86

堀 匡　15

ま行
前田健一　22
増地あゆみ　109
間瀬由起　23
松井三枝　22,23,30
松尾幸治　63
松尾信一郎　8,98
松浪克文　7,9,78,98
松本耕二　6
三木　治　74
水野治久　20,52,57,60
三宅典恵　ii,23,30,42,52,125
宮本忠雄　7
村瀬嘉代子　28,44
守屋達美　22

や行
安田節之　127
山下喜弘　7,9,78,98
山田浩樹　108
山田裕子　22
山本和郎　29-31,34
山本真菜　102
吉岡久美子　20,101,102
義田俊之　15

ら・わ行
李　政元　53
渡邉卓也　63
渡辺直登　125,126
渡邉義文　63

事項索引

alphabet
BDI　17-19
BDI-I　17,18
BDI-II　18,19,37,63-72,76,84-98,
　　113-115,117,118,124,125
Beck Depression Inventory second edition: BDI-II　18
Beck Depression Inventory: BDI　17
CBS-D　22
CES-D　6,18,19,122
DASS　18
DSM　1,2,46,117
DSM-5　1,3,47,
DSM-IV-TR　1,65,73,74,83,87,114
GAF　117
GAF-Scale　73,74,114
General Health Questionnaire 28: GHQ28　42
GHQ28　42
Global Assessment of Functioning Scale: GAF-Scale　73,74,114
HAM-D　19
Hamilton Rating Scale for Depression: HAM-D　19
HBM　60,61,112
Health Belief Model; HBM　60,112
ICD　1,2
ISP　21,22
KJ法　103
k-means　67,71,72
Major Depression Inventory: MDI　18
M-BDI　17
MDI　18
MINI　65
Mini International Neuropsychiatric Interview: MINI-RR　18
MINI-RR　18
MMPI　23
PHQ-9　18
Primary Care Evaluation of Mental Disorders-Patient Health Questionnaire 9: PHQ-9　18
PRIME-MD-PHQ 9　18
SDS　11,19,23,77-84,114,115,125

事項索引　153

The Center for Epidemiologic Studies Depression Scale: CES-D　6
The Global Assessment of Functioning Scale　73
Time to Change　128
WLSMV　87, 92
Zagazig Depression Scale: ZDS　18
ZDS　18
Zung Self-rating Depression Scale: SDS　11

あ行

アセスメント　37
アドヒアランス（服薬）　108
アナログ　64
　　――群　35, 64, 69, 114
　　――研究　122, 123
アンヘドニア傾向　74
医学モデル　26, 30
　　修正版――　96, 97
意思決定のステージ　21
一次予防　10, 11, 13-16, 24, 25, 44
易疲労性　115
医療機関等の利用経験　19
インフォーマルなサポート資源　58
インフォームドコンセント　41
インフォームドチョイス　41
インフォームドディシジョン　41
うつのスクリーニング　77, 114
うつ病　i, 1, 4, 35, 48
　　――アナログ群　63, 64, 66, 69, 71, 73-76, 85
　　――エピソード　2
　　――治療の有効性　43
　　――という診断　38
　　――の疑い　19
　　――のしろうと理論　102
　　――の内因性概念　7
　　――のハイリスク者　37, 38, 42
　　――の発生リスク　10

　　――のリスク　47
　　――のプロトタイプ　106
　　――予防　i, 7
　　現代型――　9
　　大学生の――　6, 17, 19, 44, 111
　　典型的――　7, 37
　　難治性――　106
　　非――アナログ群　71, 73-76
　　非典型的――　7, 37
　　未成熟型――　7
エビデンス　64
援助要請行動　20, 21, 31, 60
　　――の性差　52
　　――の意思決定　33, 34, 45, 118
援助を受ける　33
エンパワメント　26

か行

介入　14
　　――研究　14
　　――プログラム　15, 126
　　指示的――　12, 13
　　選択的――　12
　　普遍的――　12
　　予防的――モデル　12
学生相談機関　31
確認的因子分析　85, 87
カットオフ値　12, 18, 19, 34, 36-38, 46, 63, 64, 71, 72, 76, 94, 95, 113, 114, 124
活力・集中力減退　117
「カフェ型」ヘルスコミュニケーション　129
関係的コミュニティ　28
感度（カットオフ）　36
偽陰性　36, 63
希死念慮　23
機能の全体的評定尺度　73
気晴らし　59
キャリア・マネジメント　14
偽陽性　34, 36, 63

興味・関心の減退　82
興味・喜びの減退　4,97,115
興味喪失　75
クラスター分析　54-56,67,71-73,76,
　　114
ゲートキーパー　5
　　──養成　5
決断力低下　75
健康信念モデル　60,112
現代型うつ病　9
交差妥当性　92,93
公衆衛生　10
構造化面接　117
コーピング　59,60
　　──の性差　59
国際疾病分類　1
コミュニティ　12,26,27,33,44,45,116,
　　126
　　──・アプローチ　27
　　──心理学　27,28
　　　　──的臨床実践　28,29
　　　　──の7つの要点　28
　　──における予防実践　ii
　　──の機能　27
　　──臨床　62
コンプライアンス　108

さ行

サイエンス・カフェ　127
再発予防　13
三次予防　11,12
ジェンダー　59,62
支援モデル　29
自己嫌悪　75,97,115
自己複雑性　15
自殺　4
　　──念慮　42,73,75,97,115
　　──予防　i,21
指示的介入　12,13
システマティックレビュー　14

自然回復　57,60,61
疾病との関連付けの難しさ　58,60,61
受診意欲　20,51
　　──の性差　52,57
　　──の抑制　21
　　──を妨げる要因　51,57,112
　　──の性差　52
受診行動　17
受診の意思決定　42,43,115
受診の面倒さ　58,60,61
受診率　51
障害の軽減　11
症状別アプローチ　77,115
症状別カテゴリー　83
情緒的援助希求　59,60
食欲の変化　75
自立支援医療（精神通院医療）制度
　　108
しろうと理論　101,102,105
水平的人間関係　124,127,128
睡眠キャンペーン　5
睡眠習慣の変化　75
睡眠問題と易疲労感　82
スクリーニング　13,19,22-24,114
　　──の倫理的問題　63
スクリーニング・テスト　ii,11,17,18,
　　21,23,24,40,45,111,120,124,126
　　──の精度　34,36,37,64
　　──の倫理的配慮　34,38
スチューデント・アパシー　123
スティグマ　20,38,39,59,128
ストレスマネジメントプログラム　14
スペクトラム　36,63
正常と異常の判断（抑うつ）　121
精神運動抑制　81,82
精神科に対する抵抗感　58,60,61
精神疾患の分類と診断の手引き　1
精神分析　25
積極的な問題解決　59
潜在クラス分析　78,79,92,115

潜在的なリスク　41
選択的介入　12
早期受診　ii,17
早期発見　ii,13,17,21,24
操作的基準（診断の）　36
即時的アウトカム　125
ソフト臨床　123
素朴理論　102

た行
大うつ病性エピソード　1,2,74
大うつ病性障害　1,3,37,46,63,65,66,86,87,98
対応分析　54-56
大学生のうつ病　6,17,19,44,111
退却神経症　7,37
タイプの測定　38
多様なうつのスクリーニング　114
探索的因子分析　85
単純接触効果　107
中期的アウトカム　125
長期的アウトカム　125
治療可能性　40,102
治療に対する選好　20,43,51
ディスチミア親和型　7,8,9,37,77
適応障害　125
適応的基準　74
テキストマイニング　53
デモグラフィック要因　19
典型（うつ病）　7,37
道具的援助希求　59,60
逃避型抑うつ　7
特異度（カットオフ）　36

な行
内服行為に対するネガティブな認識　108
内服遵守　108
治りにくさ　102
難治性うつ病　106

28項目版精神健康調査票日本版　42
二次予防　ii,11,12,14,17,22,24,25,30,31,33,39,44,126,127
　——実践　34,125
認知行動療法　14,15,44
認知療法　15

は行
ハイリスク集団　12,13
パターナリズム　110
発症の予防　13
発症リスク　30
発生を減らす　10
ハミルトンうつ病評定尺度　19
判別分析　96,97
非うつ病アナログ群　68-71,73-76
被害者の人権保護　26
非専門家特有の認識　109
非典型的うつ病　7,37
否認　59
非メランコリー親和型　46,77,78,82-84,95-98,114,115,124
非抑うつクラスター　67,68,71,72,113
フィードバック　111
富士モデル事業　5
普遍的介入　12
プログラム評価　126
プロトタイプ（うつ病）　106
偏見　106
　——の解消　26
保護要因　11

ま行
未成熟うつ病　7
メランコリー親和型　7,9,37,46,77,78,82-84,96-98,115,125
面接　23
メンタルヘルス　20
　——・リテラシー　19,20,43
メンタルヘルス予防　14

モノアミン仮説　106
問題の認識と査定　31-34,45

や行
薬効に対する認識　105,106
薬効に対する不信感　104,105
薬物治療　103,105
　　──のエビデンス　106
薬物療法　101,102,105,107
　　──一般に対する認識　107
　　──に対する誤った認識　108
　　──に対するしろうと理論　101,108,115
　　──のしろうと理論　46,110,116
有病率の低下　11
陽性者　39
抑うつ　1,2,4,15,16,19,20,23,35,114,121
　　──気分　4,97,98,115
　　──クラスター　67,68,71,114
　　──症状のアセスメント　2,3
　　──状態　35,37,48
　　──のタイプ　37,117,122,124
　　──の構造　35
　　──の連続性　35,117
　　──病態のアセスメント　122
正常と異常の判断　121
非──クラスター　67,68,71,72,113

呼び出し面接　ii,22,42,125
予防　10,29,30
　　──精神医学　10
　　──的介入モデル　12
　　──モデル　12,13

ら行
ライフ（生命・生活・人生）　10,44,127,128
楽観的認知バイアス　19,20,51,57
罹患期間の短縮　11
リスク　12
　　──・コミュニケーション　109,110
　　──・ベネフィット　41
　　──・マネジメント　110
　　──認知　109,110
　　──要因　10,13
臨床心理学的コミュニティ・アプローチ　28,29
臨床心理学的コミュニティ・エンパワメント・アプローチ　29
臨床心理学的支援　111
臨床心理学的地域援助（支援）　29-31,34,48,116
臨床心理学的地域実践　120
　　──の展望　45
倫理的配慮　79,117
レッテル貼り　45

著者紹介
川本　静香（かわもと　しずか）
博士（文学）　臨床心理士
立命館大学大学院文学研究科を経て，現在
山梨大学大学院総合研究部教育学域教育支援科学講座
同教育学部附属教育実践総合センター　准教授
　主要著作に，学校における自殺予防教育プログラム GRIP（川野健治・勝又陽太郎（担当：分担執筆）新曜社（2018 年），社会と向き合う心理学（サトウタツヤ・若林宏輔・木戸彩恵（分担執筆）新曜社（2012）他

大学生におけるうつ病の二次予防に関する臨床心理学研究

2019 年 3 月 20 日　　初版第 1 刷発行　（定価はカヴァーに表示してあります）

　　　　　著　者　川本静香
　　　　　発行者　中西　良
　　　　　発行所　株式会社ナカニシヤ出版
　　　　〒 606-8161　京都市左京区一乗寺木ノ本町 15 番地
　　　　　　　　　　Telephone　075-723-0111
　　　　　　　　　　Facsimile　　075-723-0095
　　　　　　　Website　http://www.nakanishiya.co.jp/
　　　　　　　Email　　iihon-ippai@nakanishiya.co.jp
　　　　　　　　　　郵便振替　01030-0-13128

装幀＝白沢　正／印刷・製本＝創栄図書印刷
Copyright © 2019 by Sizuka KAWAMOTO
Printed in Japan.
ISBN978-4-7795-1334-3 C3011

BDT は商標登録された質問票です。本書では™などの表記はしておりません。
本文中の表記 BDI-Ⅱの正式表示は BDI™-Ⅱ ベック抑うつ質問票です。

◎本書のコピー，スキャン，デジタル化等の無断複製は著作権法上での例外を除き禁じられています。本書を代行業者等の第三者に依頼してスキャンやデジタル化することはたとえ個人や家庭内の利用であっても著作権法上認められておりません。